AF464855

FACULTÉ DE MÉDECINE DE PARIS

ESSAI
SUR LA
RESTAURATION
DU
PAVILLON DE L'OREILLE

Par René COCHERIL,
DOCTEUR DE LA FACULTÉ DE MÉDECINE DE PARIS ;
membre adjoint de la Société anatomo-clinique de Lille.

Avec 40 figures intercalées dans le texte.

LILLE,
IMPRIMERIE L. DANEL
—
1895.

FACULTÉ DE MÉDECINE DE PARIS

ESSAI SUR LA RESTAURATION

DU

PAVILLON DE L'OREILLE

Par RENÉ COCHERIL,

DOCTEUR EN MÉDECINE DE LA FACULTÉ DE PARIS ;
membre adjoint de la Société anatomo-clinique de Lille.

Avec 40 figures intercalées dans le texte.

LILLE

IMPRIMERIE L. DANEL

1895.

A LA MÉMOIRE VÉNÉRÉE DE MON ONCLE

M. LE DOCTEUR LANDOUAR, DE PLANCOET (C.-du-N.)

A MON PÈRE. — A MA MÈRE

FAIBLE TÉMOIGNAGE D'UNE RECONNAISSANCE ÉTERNELLE.

A MONSEIGNEUR COCHERIL

PROTONOTAIRE APOSTOLIQUE.

A MES FRÈRES.

A TOUS MES AUTRES PARENTS.

A MES AMIS.

A MONSIEUR LE PROFESSEUR EUSTACHE,
Doyen de la Faculté libre de médecine de Lille.

A MONSIEUR LE PROFESSEUR GUERMONPREZ,
Membre correspondant de la Société de chirurgie de Paris.

A TOUS MES MAITRES DE LA FACULTÉ.

A MON PRÉSIDENT DE THÈSE :

MONSIEUR LE PROFESSEUR BERGER,
Chirurgien de l'hôpital de la Pitié,
Membre de la Société de Chirurgie,
et de l'Académie de médecine de Paris,
Officier de la Légion d'honneur.

DE LA

RESTAURATION DU PAVILLON DE L'OREILLE

CHAPITRE PREMIER.

HISTORIQUE.

Les premiers exemples d'otoplastie remontent à l'antiquité et ont été transmis par la tradition.

Bien avant que Celse, Galien, Paul d'Egine aient traité des procédés anaplastiques de restauration du pavillon de l'oreille, on racontait qu'en Chine, dans l'Inde, dans la Judée même, on restaurait les oreilles coupées ou déformées. Les auteurs de l'antiquité ont indiqué plutôt qu'ils n'ont décrit les réparations de l'oreille, et rien de ce qu'ils ont dit ne peut servir à guider les chirurgiens. Pendant cette période demeurée obscure, le principe de l'opération était incontestablement admis ; mais c'était *l'enfance* de cet intéressant chapitre de la chirurgie ; il est impossible d'en retirer, ni un procédé, ni une règle à conserver.

Les médecins arabes n'ont rien écrit qui soit parvenu jusqu'à nous ; et c'est un peu avant la Renaissance que commence la période des tâtonnements.

Dans le courant du XVe et du XVIe siècles quelques rares documents portent à croire que plusieurs chirurgiens italiens firent faire quelques progrès à l'art de « raccoutrer » les oreilles.

Gilbert Cousin, dans son *Narrationum Sylva* (1548), parle d'un certain Branca, de Catane, qui refaisait des nez, des lèvres et des oreilles.

Tagliacozzi publie, à la fin du XVIe siècle, un ouvrage demeuré célèbre (1), mais devenu très rare ; c'est un traité complet, avec figures nombreuses, de l'art de refaire le nez, les oreilles et les lèvres. Parmi bien d'autres, il rapporte le cas d'un moine bénédictin, chez lequel la réparation d'une oreille arrachée était si parfaite, qu'on ne trouvait rien à la distinguer de l'autre.

Ambroise Paré (1607) enseigne à « raccoutrer » les oreilles déchirées, mais ne décrit aucun procédé d'otoplastie proprement dite.

A cette époque des luttes homériques entre les médecins et les chirurgiens, on dédaignait l'étude d'opérations aussi peu importantes ; et les documents scientifiques feraient complètement défaut, si la politique n'était venue fournir une série de documents imprévus et demeurés historiques.

Les mémoires de Strafford montrent que la réunion des oreilles coupées était de pratique vulgaire en Angleterre sous le règne de Charles Ier (1650). Parmi les supplices destinés à combattre l'opposition, l'un des plus fréquents consistait à clouer les oreilles au poteau infamant, et à les couper ensuite. Plusieurs suppliciés, au dire de Strafford, auraient ramassé leurs oreilles détachées, et, grâce à une réunion immédiate, seraient parvenus à les réappliquer avec succès. Des réfractaires, comme en témoigne l'historien, auraient eu, grâce à ce stratagème, les oreilles coupées plusieurs fois.

---

(1) Gaspari Tagliacozzi. — De curtorum chirurgiâ per incisionem libri duo, in quibus ex omnia, quæ ab hujus chirurgiœ narium scilicet, aurium ac labiorum per incisionem restaurandorum, cum theoricis tum practicis pertinere videbandus, clarissima methodo cumulatissime declarantur. — D'autres bibliographes donnent des titres différents de cet ouvrage publié à Francfort en 1598, à Venise en 1597. Nous n'avons pu le trouver.

Plus tard, les chirurgiens n'ont plus traité de ce sujet avec le même dédain ; il n'était plus question de l'otoplastie, lorsque DIEFFENBACH (1792-1847) tente de la réhabiliter en Allemagne. Il décrit un ingénieux procédé de réparation du pavillon de l'oreille dans le cas d'une disparition d'une partie de l'hélix et de l'anthélix.

Cependant, il ne paraît pas que cet effort ait trouvé beaucoup d'imitateurs.

VELPEAU (1839), MALGAIGNE, DENONVILLIERS, SEDILLOT ne font qu'effleurer la question. VIDAL DE CASSIS n'hésite pas à déclarer qu'il doute fort de voir l'otoplastie passer un jour complétement dans le domaine de la chirurgie courante, « La » difformité occasionnée par la perte de l'oreille, n'est pas, dit » ce chirurgien, aussi choquante que celle qui est produite » par l'absence du nez ; elle peut être masquée par la coiffure: » ce n'est que pour les pertes de substance partielles qu'on a » fait l'otoplastie ; or, dans ce cas, ce n'est vraiment pas la » peine d'exposer le malade à des dangers. Si l'on voulait à » tout prix refaire une partie de l'oreille, on pourrait recourir » à la méthode indienne en prenant le lambeau nécessaire à la » région mastoïdienne, ou à la méthode italienne en le prenant » à l'avant-bras ou à la main. »

Les spécialistes eux-mêmes, Kramer, Trœltsch, Toynbee, Bonnafont, sont peu explicites sur les procédés de réparation du pavillon de l'oreille ; ils ont manifestement subi l'ascendant de la grande chirurgie ; ils n'ontpas protesté contre l'ostracisme qui caractérise cette période.

CHASSAIGNAC (1862) repousse complétement cette application de l'otoplastie, et se base sur diverses considérations qui ont actuellement perdu de leur valeur.

On s'étonne désormais de cette défaveur. — La rareté des traumatismes produisant la section des oreilles, puis l'incrédulité avec laquelle ont été accueillies les observations d'otoplasties suivies de succès l'expliqueraient peut-être. — D'autre part, la complexité des plis du pavillon, la nature des tissus de la région peut paraître, à priori, peu favorable à l'otoplastie ou à la réunion par première intention. — Une sage prudence en matière de chirurgie commandait aussi une crainte salutaire, à une époque où une complète obscurité pesait encore sur la prophylaxie des complications fréquentes et terribles des plaies de tête. — « La difformité à laquelle il s'agit de remédier, dit » Chassaignac, n'est point assez difficile à cacher pour qu'il » y ait nécessité suffisante d'exposer le sujet à des chances » opératoires, qui ne sont pas sans gravité, et pourraient » compromettre gravement l'état général du sujet. » Il est impossible d'oublier combien était fréquent l'érisypèle de la face, trop souvent mortel après les entreprises chirurgicales, même discrètes, sur l'une quelconque des régions de la tête. C'est un fait grave, comme le dit Chassaignac; et il est impossible de perdre de vue que l'otoplastie n'est jamais une opération de nécessité. Et on comprend que des chirurgiens, si souvent éprouvés par des revers attristants, se refusaient à exposer un malade à d'incontestables chances de mort, en lui proposant une opération de pure complaisance.

Jobert de Lamballe, dans son *Traité de Chirurgie plastique* s'étend sur l'otoplastie, plus que ses contemporains ; il indique les procédés de réparation des déchirures récentes et anciennes du pavillon. Il décrit très minutieusement le procédé auquel on doit avoir recours pour restituer sa forme normale au lobule de l'oreille divisé par un usage prolongé de boucles trop pesantes. Il rappelle en détail le procédé de Dieffenbach applicable aux pertes de substance intéressant le bord du pavillon.

La *Pathologie chirurgicale* de Nélaton, édition revue par M. Péan, signale un ingénieux procédé d'otoplastie appliqué à la réparation du pavillon en cas d'absence totale du lobule.

Depuis l'usage des anesthésiques et avec la notion de la méthode antiseptique, l'otoplastie est entrée dans une voie nouvelle. On est revenu entièrement de l'opinion qui a longtemps prévalu et qui représentait les lésions du pavillon de l'oreille comme très graves et d'une réparation incertaine. On sait, en effet, que le cartilage de cette région est dépourvu de sensibilité et que son périchondre se prête très bien à la formation d'une cicatrice rapide et solide. D'autre part, la richesse de la vascularisation du pavillon, les anastomoses nombreuses qui unissent les vaisseaux, en font une région propice pour les succès de la réparation ; des observations assez nombreuses en font foi.

Après des recherches multipliées dans la littérature chirurgicale, nous avons réuni un certain nombre de cas isolés.

Aucun ouvrage d'ensemble ne nous paraît avoir été publié sur la question.

En joignant à ces observations celles qui nous sont personnelles,nous avons formé un groupement, dont nous essayerons de dégager les règles à suivre pour la plupart des cas susceptibles d'intervention.

Ici, comme pour le nez et la joue, la valeur esthétique est le but principal à poursuivre.

Relater les faits que nous avons pu trouver dans la littérature médicale, porter l'appui de notre observation personnelle pour faire avancer de quelques pas une question assurément négligée, tel est l'unique et modeste but que nous nous proposons.

En terminant ce court aperçu historique, je désire adresser quelques remerciements. — Je veux d'abord remercier mon Père et ma Mère, dont le dévouement et le désintéressement ne se sont pas rebutés devant les longs et onéreux sacrifices qu'exigent les études médicales. Qu'ils reçoivent ici, comme toujours l'assurance de ma gratitude.

Que mes Maîtres de la Faculté libre de Lille reçoivent l'assurance de ma vive reconnaissance et de mon inaltérable attachement pour les savants et affectueux conseils qu'ils m'ont si souvent prodigués.

Que surtout mes Maîtres dans les hôpitaux, MM. Eustache, Duret, Desplats, Augier, dont les enseignements m'ont été si précieux, soient assurés de ma vive reconnaissance.

J'adresse à M. le prof. Guermonprez l'expression de ma respectueuse gratitude pour la bienveillance avec laquelle il m'a guidé dans le cours de ce modeste travail, et pour l'intérêt dont il a fait preuve à mon égard dans le cours de mes études.

Enfin, je remercie M. le prof. Berger du grand honneur qu'il me fait aujourd'hui, en acceptant la présidence de ma thèse inaugurale.

CHAPITRE II.

CONSIDÉRATIONS ANATOMIQUES ET INDICATIONS DE L'OTOPLASTIE.

Une connaissance exacte de l'anatomie du pavillon est indispensable pour toute intervention chirurgicale dans la région : c'est la base d'où l'on déduit les vraies règles de l'otoplastie proprement dite. Pour la rappeler il suffit de résumer la disposition assez compliquée des plis du pavillon, la vascularisation et la structure de cet organe.

De ces courtes données, il devient facile de déduire les règles de conduite applicables à de nombreux cas de réparation.

I. — **Configuration du pavillon.**

Le pavillon de l'oreille est une expansion lamelleuse située sur les parties latérales de la tête, en avant de l'apophyse mastoïde, en arrière de l'articulation temporo-maxillaire, à une distance à peu près égale du petit angle de l'œil et de la protubérance occipitale externe. Il est compris entre deux lignes horizontales, dont l'une passerait par la queue du sourcil et l'inférieure un peu au-dessous de la sous-cloison.

Libre dans ses deux tiers postérieurs, le pavillon est solidement fixé à la tête par son tiers antérieur, qui se continue sans ligne de démarcation bien nette avec le conduit auditif externe. Son mode d'implantation est tel, qu'il forme avec la surface latérale de la tête un angle à sinus tourné en arrière.

Cet angle céphalo-auriculaire mesure en moyenne de 20° à 30°. Suivant les sujets, il présente des variations d'amplitude fort étendues; — entre les oreilles qui s'appliquent directement contre la paroi crânienne — et celles qui s'en écartent, en formant un angle voisin de 90°,ou même le dépassant, au point que le pavillon vient s'appliquer sur l'orifice externe comme un opercule, — se trouvent toutes les dispositions intermédiaires.

La lame élastique, qui constitue le pavillon, revêt la forme d'un ovale à grosse extrémité dirigé en haut.

On lui décrit une face externe, une face interne et une circonférence.

α) *Face externe*. — La face externe regarde obliquement en dehors et un peu en bas. Elle présente un grand nombre de saillies et de dépressions, qui lui donnent un aspect fort irrégulier et caractéristique.

A la partie moyenne, une excavation profonde, connue sous le nom de *conque*, en forme d'entonnoir, et dont le fond se continue avec le conduit auditif externe.

Tout autour de la conque, et la délimitaut, se disposent quatre saillies (fig. 1).

1) L'*hélix* (1), repli curviligne, qui occupe les bords antérieur, supérieur et postérieur du pavillon. Il prend naissance dans la cavité de la conque par une extrémité plus ou moins amincie, la *racine de l'hélix* (7); il se termine de même par la *queue de l'hélix* (1'). Dans la plus grande partie de son étendue, l'hélix se renverse en dehors et vers le centre du pavillon, en délimitant au-dessous de sa portion enroulée une gouttière semicirculaire, la *gouttière de l'hélix*. Cette gouttière s'atténue progressivement jusqu'à la queue de l'hélix, où elle finit par disparaître.

2) L'anthélix (2), comble l'espace qui sépare l'hélix de la

conque. A sa partie supérieure et antérieure se trouve une fossette, dite *fossette scaphoïde* (4) du pavillon.

3) Le *tragus* (5) est une saillie triangulaire située à la partie antérieure de la conque, un peu au-dessous de l'hélix, dont il est séparé par un sillon, d'ordinaire très marqué, le *sillon antérieur de l'oreille*. Il s'avance à la façon d'un opercule au-devant du conduit auditif externe, qu'il dérobe presque à la vue. La base se continue avec la partie cartilagineuse du conduit auditif externe. — Le plus souvent, le tragus présente un double sommet, un inférieur, le tragus proprement dit ; l'autre supérieur, de *tuberculum supertragicum*.

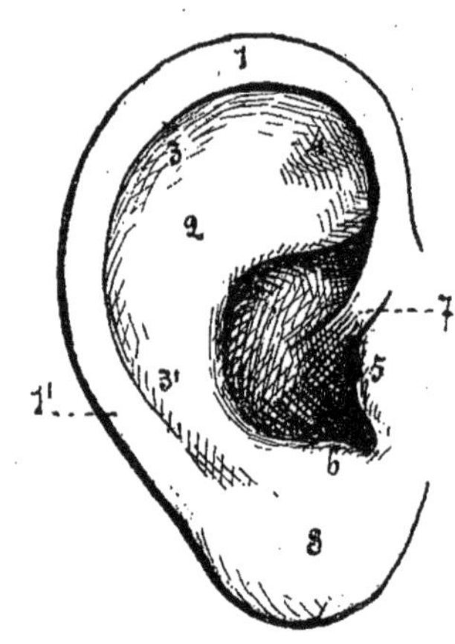

Fig. 1.

1, 1'. Hélix.
2. Anthélix.
3 3'. Gouttière de l'hélix.
4. Fossette sigmoïde.
5. Tragus.
6. Antitragus.
7. Racine de l'hélix.
8. Lobule.

4) L'*antitragus* (6) se dresse en face du tragus sur la partie postérieure et inférieure de la conque. En arrière, un sillon, ordinairement peu marqué, le sépare de l'origine de l'anthélix.

En avant, il est délimité du côté du tragus par une échancrure profonde à concavité dirigée en haut et en arrière, l'échancrure de la conque, (*incisura intertragica*).

La conque et les diverses saillies, qui sont décrites ci-dessus, forment environ les quatre cinquièmes supérieurs de la face externe du pavillon. Le cinquième inférieur est constitué par un appendice mou et flaccide que l'on désigne sous le nom de *lobule de l'oreille* (8). Le lobule, qui n'est qu'un repli de la peau sans interposition d'une lame cartilagineuse, est situé immédiatement au-dessous de la queue de l'hélix, du tragus et de l'antitragus.

Dans la race blanche, les ornements que l'on suspend aux lobules artificiellement perforés, ne modifient que peu ou point la forme du pavillon. Chez quelques peuplades sauvages au contraire, notamment chez les habitants des îles Marquises, ce sont des masses pesantes en ivoire ou en coquillages ; sous leur influence, on voit le lobule s'allonger peu à peu, et descendre même jusqu'aux épaules.

β) *Face interne.* — La face interne du pavillon est, comme la face externe, fort inégale. Ces inégalités sont les mêmes que celles de la face externe, mais elles sont inversement constituées, c'est-à-dire, que certaines saillies de cette dernière correspondent à des dépressions de l'autre face, et inversement. Parmi les saillies, il convient de signaler la convexité de la conque nettement circonscrite en dehors par une gouttière semi-circulaire répondant à l'anthélix.

γ) *Circonférence.* — La circonférence du pavillon sert de limite à la face externe et à la face interne. En suivant cette circonférence de haut en bas, on rencontre successivement: la portion ascendante de l'hélix, sa portion horizontale et sa portion descendante, le pourtour du lobule, le bord libre du tragus, enfin le *tuberculus supertragicus de His*. Au niveau de la jonction des portions horizontale et descendante de l'hélix (3 on aperçoit un petit tubercule, dit *tubercule de Darwin*, atrophié chez l'homme, mais très développé dans certaines espèces simiesques. Chez quelques individus le développement de cet appendice est tel, qu'il constitue une difformité des plus désagréables, (fig. 8, 9, 10, 11), et justiciable d'un traitement chirurgical.

Telle est la disposition normale du pavillon de l'oreille ; elle est sujette à des variations excessives et à des difformités nombreuses, dans le détail desquelles nous entrerons dans le cours de notre sujet.

§ II. — **Structure du pavillon.**

Considéré au point de vue de sa structure, le pavillon comprend :

α) Une lame de fibro-cartilage, qui lui formo un squelette élastique et lui donne la rigidité nécessaire. — Elle manque totalement dans le lobule. — Ce tissu est très élastique, se prête, grâce aux fibres conjonctives, qui entrent dans sa constitution, aux mouvements communiqués les plus variés, sans que l'on ait à redouter aucune fracture. Quoi qu'en ait dit Celse, depuis longtemps on ne croit plus aux fractures du cartilage de l'oreille. « Pour que cette fracture pût avoir lieu, il faudrait que le cartilage fût ossifié, cette ossification n'a jamais lieu, même dans l'âge le plus avancé. » (Boyer). — Il ne faut surtout pas confondre avec l'ossification les produits tophacés qui se forment en certains points du pavillon, dans la diathèse goutteuse.

β) des ligaments qui en assurent la forme et le maintiennent en position ;

γ) des muscles destinés à le mouvoir ;

δ) une enveloppe cutanée ;

ε) des vaisseaux et des nerfs.

On trouvera, dans les excellents traités contemporains d'anatomie descriptive et d'histologie, tous les détails qui précisent les notions scientifiques relatives à ces divers points. Pour le sujet dont nous traitons, il suffit d'exposer les notions classiques qui se rapportent à la vascularisation et à l'innervation du pavillon. Ce sont les bases des préceptes chirurgicaux et des données opératoires qui seront développés plus loin.

§ III. — **Vaisseaux du pavillon.**

A. — *Artères.* — Les artères du pavillon proviennent de

deux sources: de la temporale superficielle (1) et de l'auriculaire postérieure (3) (fig.2), qui sont l'une et l'autre des branches de la carotide externe. Les premières sont dites *auriculaires antérieures*, les autres *auriculaires postérieures*.

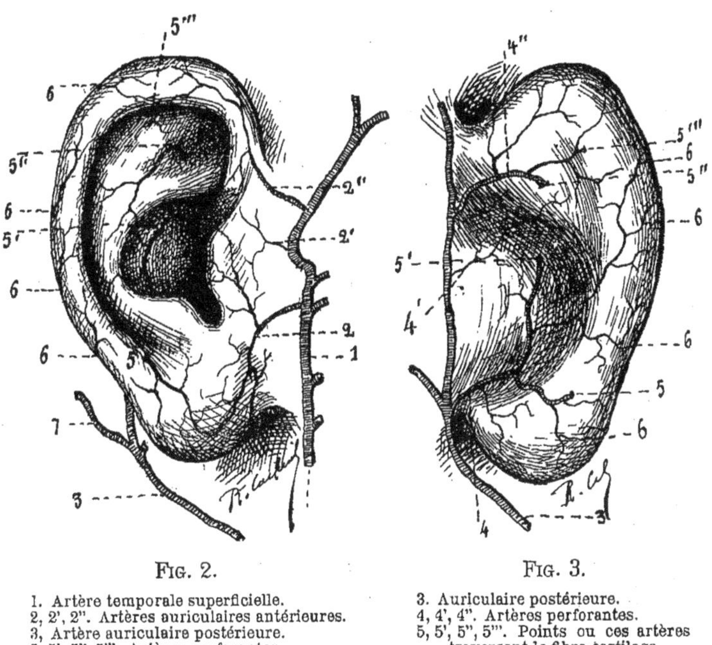

Fig. 2.

1. Artère temporale superficielle.
2, 2', 2''. Artères auriculaires antérieures.
3, Artère auriculaire postérieure.
5, 5', 5'', 5'''. Artères perforantes.
6, 6, 6. Artères contournantes.

Fig. 3.

3. Auriculaire postérieure.
4, 4', 4''. Artères perforantes.
5, 5', 5'', 5'''. Points ou ces artères traversent le fibro-cartilage.
6, 6, 6. Artères contournantes.

α) Les artères auriculaires antérieures sont ordinairement au nombre de trois et se distribuent chacune à une région déterminée de la face externe du pavillon. — La plus inférieure (2) se ramifie sur la moitié antérieure du lobule et sur le tragus. — La branche moyenne (2') se porte sur la moitié inférieure de la portion ascendante de l'hélix et descend jusque dans la conque en suivant la racine de l'hélix. — La branche supérieure enfin (2'') se rend à la moitié supérieure de la portion ascendante de l'hélix ; on peut suivre ses ramifications jusque sur le sommet du pavillon.

β) Les artères auriculaires postérieures (4, 4′, 4″), au nombre de trois (fig. 3), se séparent du tronc de l'auriculaire postérieure, au-dessus et au-dessous du muscle auriculaire postérieur. Immédiatement après leur origine, elles se jettent sur la face interne du pavillon, et se ramifient sur cette face, en se portant obliquement en haut et en arrière, allant, par conséquent, de la partie adhérente du pavillon vers son bord libre. La plus grande partie de leurs ramifications s'épuisent sur la face interne du pavillon. — Quelques-unes, toujours très fines (*branches contournantes* (6), contournent son bord libre pour venir se terminer sur l'hélix. D'autres, dites *branches perforantes* (5, 5′, 5″, 5‴) traversent, de dedans en dehors, la lame cartilagineuse et viennent irriguer cette partie de la face externe, qui a été respectée par les artères auriculaires antérieures. Ces branches perforantes sont nombreuses, mais inégales en volume. Les trois principales débouchent à la face externe du pavillon ; arrivées là, elles se portent en arrière et se ramifient sur les deux tiers postérieurs de cette face et s'anastomosent en avant avec les auriculaires antérieures.

B. — *Veines*. — Les veines se divisent, comme les artères, en antérieures et postérieures. Les veines articulaires antérieures se jettent dans la veine temporale superficielle, et de là, dans la jugulaire externe. Les auriculaires postérieures aboutissent au même tronc vasculaire. Un certain nombre d'entre elles, cependant, viennent s'ouvrir dans cette veine émissaire, qui traverse le trou mastoïdien pour se rendre au sinus latéral.

γ) *Lymphatiques*. — Les lymphatiques forment sur la face externe du pavillon un riche réseau d'où s'échappent de nombreux troncs où on distingue :

1) Les *lymphatiques antérieurs*, issus de la conque, qui sortent par le sillon antérieur de l'oreille et se jettent dans le ganglion préauriculaire, situé en avant du tragus.

2) Les *lymphatiques postérieurs*, qui viennent des parties situées au-dessus et au-dessous de la conque, se dirigent vers le bord libre de l'hélix, le contournent, cheminent sur la face interne du pavillon et vont se jeter, avec les lymphatiques de cette face, dans les ganglions mastoïdiens.

3) Les *lymphatiques inférieurs*, issus du lobule, qui se jettent dans les ganglions parotidiens.

§ IV. — **Innervation du pavillon.**

Le pavillon de l'oreille reçoit des rameaux moteurs qui émanent du facial, — et des rameaux sensisifs qui proviennent de deux sources : — de l'auricule-temporal et de la branche auriculaire du plexus cervical superficiel. Le nerf auriculo-temporal jette quelques fins rameaux sur le tragus et sur la portion ascendante de l'hélix ; il innerve par son rameau interne et son rameau externe toutes les autres parties du pavillon, y compris le lobule.

La vascularisation sanguine du pavillon est particulièrement riche, les chirurgiens en ont la preuve par l'abondant écoulement de sang qui succède à la moindre plaie de cette région.

Elle se partage en deux territoires, alimentés par des sources différentes, mais unis par de nombreuses anastomoses.

L'un, le principal, qui comprend toute la face interne et les trois quarts postérieurs de la face externe, reçoit l'afflux sanguin de l'auriculaire postérieure. De cette dernière naissent trois rameaux importants, qui, après un trajet de direction transversale, perforent le fibro-cartilage en trois points, occupant très approximativement la même situation chez tous les individus. — De ces trois points, le plus supérieur est situé à la partie postérieure de la fossette scaphoïde; — le point d'émergence moyen occupe la région postérieure de l'angle formé par la racine de l'hélix et le bord supérieur de la conque ; — le point inférieur se trouve au niveau de la terminaison de la queue de l'hélix, immédiatement au-dessus du lobule

Ces trois points *a*, *b*, *c*, (fig. 4) sont disposés sur le trajet d'une ligne légèrement oblique (presque diagonale), de haut en bas et d'avant en arrière, qui joindrait la partie la plus postérieure de la fossette scaphoïde à la queue de l'hélix.

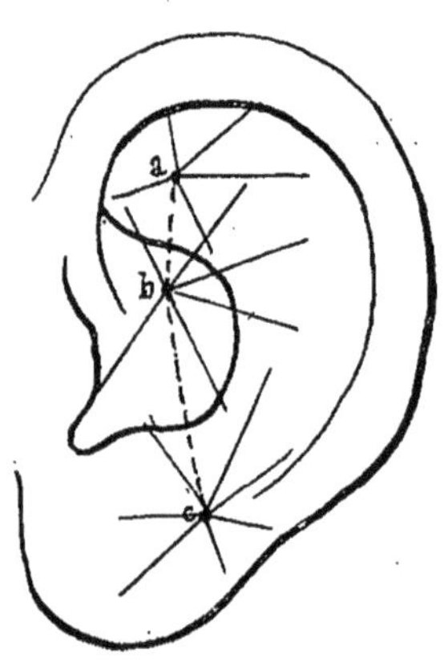

FIG. 4.
a, *b*, *c*. Points d'émergence des perforantes à la face externe.

Chacun de ces trois points devient dès lors un centre de rayonnement pour les ramifications nombreuses de chacune des perforantes, qui s'épanouissent à l'infini dans l'épaisseur des téguments. L'éventail vasculaire des deux perforantes supérieures assure la nutrition de la partie postérieure et supérieure de la face externe du pavillon, tout en s'anastomosant avec les contournantes issues de la même origine, et avec les auriculaires antérieures. La perforante inférieure se partage avec une des auriculaires antérieures la vascularisation du lobule. — La face externe du pavillon tire donc la plus grande partie de ses rameaux vasculaires de la face interne.

Que faut-il conclure de ce fait ? C'est que toute lésion importante de cette dernière, intéressant l'épaisseur des téguments jusqu'au cartilage, compromet gravement, par la section des artères nourricières des deux faces, la vitalité de la plus grande partie du pavillon.

Aussi tirerons-nous, de cette disposition particulière, une règle qui trouvera son application dans la cure de certaines difformités du pavillon, par vice d'orientation ; on ne saurait être trop circonspect dans la résection du lambeau cutané que nécessite cette correction. L'épaisseur de ce lambeau doit être aussi minime que possible, ne pas dépasser les couches profondes du derme, ne jamais atteindre le cartilage sur lequel rampent les troncs vasculaires, sous peine d'exposer le sujet à la gangrène de la presque totalité du pavillon après la section de ces vaisseaux.

D'ailleurs, les lambeaux angulaires intéressant toute l'épaisseur du pavillon ne doivent jamais comprendre les centres de rayonnement vasculaire dont nous parlons plus haut, — et dont nous avons déterminé la position exacte et presque invariable, — sous peine de compromettre la vitalité des parties environnantes. On trouvera plus loin, (obs. XI. fig. 5) la sanction chirurgicale des indications ainsi fournies par nos recherches anatomiques. Nous devons certainement attribuer à la conservation de la perforante supérieure sur une certaine longueur, après son passage à la face externe, le maintien de la vitalité du lambeau supérieur (*l o l'*). Ce dernier adhérait par un même pédicule, comprenant sans nul doute le tronc nourricier, qui a suffi à assurer la réparation de cette partie du pavillon.

Une compensation anastomotique peut s'établir, et s'établit souvent dans pareils cas ; mais l'interposition d'un plan cartilagineux, entre les téguments des deux faces cutanées du pavillon, modifie assurément les conditions de vitalité.

Il est permis d'être moins circonspect, lorsqu'il s'agit du lobule, dont la nutrition est assurée d'une façon très large par les rameaux issus de la première perforante et par les branches de la plus inférieure des auriculaires antérieures. Ces branches, anastomosées entre elles, peuvent très suffisamment se suppléer en cas de section intéressant une ou plusieurs d'entre elles. — D'autre part, l'absence de fibro-cartilage assure encore davantage la vitalité des lambeaux.

Le tragus et la naissance de l'hélix sont copieusement irrigués par la temporale superficielle. Ils offrent d'ailleurs occasion très rare à une intervention chirurgicale.

L'application des quelques règles que nous venons de tracer peut souffrir certaines exceptions. La richesse vasculaire de la région est elle-même une importante garantie du succès opératoire et la justification de certaines tentatives de restauration, quelque hasardeuses qu'elles puissent paraître. En effet, s'il faut ajouter foi aux faits de séparation totale du pavillon ou d'une de ses parties, suivie, après une réunion immédiate ou tardive, de restauration complète, on est autorisé à diminuer la rigueur de ces principes. D'autre part, il est impossible de perdre de vue les nombreux cas de congélation du pavillon de l'oreille pendant la retraite de Russie (1812) et même pendant le très rigoureux hiver de l'année terrible. Ce sont des faits historiques, qui témoignent de l'insuffisance incontestable, dans certaines conditions, de la vascularisation du pavillon.

Il faut, en effet, toujours tenir compte des conditions d'âge, de l'état de nutrition des artères, et même de l'état général ; il faut surtout se bien garder d'être trop absolu et d'exagérer l'importance des données, pourtant si précieuses, fournies par l'anatomie.

Si les conditions extrinsèques sont aléatoires, il subsiste une règle, toujours importante à retenir en chirurgie, c'est celle de sauvegarder les origines de la vascularisation du pavillon.

Le succès de toute otoplastie dépendant d'ailleurs de la conservation des sources de nutrition des lambeaux, on doit tout faire pour sauvegarder, autant que possible, l'intégrité de ces dernières.

§ V. — Indications de l'otoplastie.

Les indications de l'otoplastie sont variées ; la riche vascularisation du pavillon lui donne d'importantes ressources. Les affections chirurgicales de cet organe sont presque toutes justiciables de ce traitement.

Les *plaies* de toute nature et de toute étendue, quel que soit leur siège, en sont une première indication. Pour elles il n'y a pas de limites à fixer, puisque des observations dignes de foi et de date assez récente établissent la possibilité de la réunion du pavillon après séparation complète.

L'ablation simple des tumeurs *limitées* du pavillon, dont le siège est très variable, entraîne évidemment une déformation le plus souvent disgracieuse. On doit chercher à l'éviter par une opération otoplastique, qui, tout en réduisant les dimensions de l'organe, lui conserve néanmoins, dans des limites très approximatives, sa forme et sa disposition normale. — Après ablation de la tumeur, le chirurgien se trouve ramené au cas de vice de conformation par défaut.

Certains vices de conformation congénitale disparaissent après une intervention chirurgicale quelquefois très simple. — Les vices d'orientation, exagérés dans certains cas, jusqu'à l'enroulement du pavillon, l'hypertrophie généralisée ou *macrotie*, l'hypertrophie limitée, l'atrophie d'une partie du pavillon, l'absence partielle de cet organe, les divisions congénitales, l'occlusion de l'orifice du conduit auditif externe par une partie voisine du pavillon, indiquent un traitement chirurgical spécial suivi de résultats fort louables.

Les difformités acquises, après un traumatisme ancien, amènent une perte de substance, ou une rétraction cicatricielle. Un corps étranger, (boucle d'oreille), peut amener des adhérences, des morcellements ; dans ces diverses circonstances, la reconstitution de l'oreille peut être tentée avec de véritables probabilités de succès esthétique.

§ VI. — **Contrindication de l'otoplastie.**

On a vu combien étendues sont les limites d'action des procédés otoplastiques appliqués au pavillon de l'oreille. Leur emploi comporte cependant quelques exceptions. — Celles-ci se rencontrent principalement dans quelques vices de conformation, au-dessus des ressources de l'art.

L'absence congénitale ou acquise d'une grande partie du pavillon n'a rien à attendre d'une intervention chirurgicale.

L'absence totale de cet organe n'est justiciable que de l'emploi d'un appareil prothétique. « On n'a jamais pensé, je » le crois, disait Ph. J. Roux (*Chirurgie réparatrice*, 1854), à » refaire le pavillon de l'oreille détruit ou enlevé complètement. ». En effet où prendrait-on toute la peau qui serait nécessaire » pour former cette sorte de conque ? Comment pourrait-on » transformer un lambeau pris sur une région voisine en un pli » libre sur ses deux faces, et adhérent par une partie seulement » de sa circonférence ? Comment donnerait-on à ce repli la » fermeté et l'espèce de résistance que le pavillon doit au » fibro-cartilage qui entre dans sa composition ? Comment » lui donnerait-on des bords gracieusement contournés, comme » le présente la conque ? Comment ferait-on pour que ses » surfaces, la surface externe particulièrement, présentassent » des reliefs, des anfractuosités ? On ne pourrait avoir qu'un » simulacre de pavillon, qu'une partie informe vicieusement » configurée. Mieux vaut mille fois corriger la difformité par » l'application d'une conque artificielle, coloriée de manière » à imiter la teinte naturelle de la peau, et formée d'une » substance qui soit de nature à augmenter l'intensité des » sons en les réfléchissant. »

Les tumeurs malignes à tendance envahissante débutant par le pavillon, certaines ulcérations néoplasiques nécessitent l'extirpation totale du pavillon et même des parties environnantes. Tout procédé otoplastique que l'on voudrait leur appliquer semble donc, non-seulement inutile, mais préjudiciable au sujet, puisqu'il aboutirait, à part dans certains cas où la tumeur est encore nettement localisée, à la conservation d'éléments cancéreux. — Le lupus tuberculeux du pavillon mérite peut-être la même restriction.

On verra plus loin jusqu'où peut aller l'audace entreprenante de l'initiative américaine pour tenter la solution de cet invraisemblable problème.

CHAPITRE III.

RESTAURATION APRÈS LES TRAUMATISMES DU PAVILLON.

Les traumatismes du pavillon de l'oreille sont relativement assez fréquents. L'accessibilité de cet organe continuellement exposé à l'action des agents extérieurs, son relief très accentué au-delà des téguments, sa constitution anatomique, à laquelle il emprunte une certaine rigidité, le plan résistant sur lequel il repose, sa fixité qui l'empêche de se soustraire aux agents vulnérants, sont autant de causes en faveur de cette fréquence.

Parmi les agents traumatiques, il faut surtout incriminer les instruments contondants, tranchants, piquants, les projectiles d'armes à feu ; les plaies par arrachement sont aussi très nombreuses. — On comprend dès lors que, de cette variété de causes, jointe à la diversité des points d'action du corps vulnérant, puissent naître des plaies, dont la forme, le siège, le nombre et l'étendue sont les plus différents, à partir de la simple piqûre ne dépassant pas les téguments de l'une des faces du pavillon, jusqu'à la séparation totale de cet appendice, prennent place tous les états intermédiaires : plaies intéressant toute l'épaisseur de l'organe ; plaies l'atteignant presque dans sa totalité et formant boutonnière ; plaies s'étendant jusqu'au bord libre et partageant le pavillon en deux parties, dont l'une est adhérente au crâne et l'autre flottante ; plaies occupant toute la largeur de l'oreille et séparant entièrement une portion de celle-ci d'avec le reste de la tête. Ces divers degrés peuvent s'associer et transformer le pavillon en un organe déchiqueté, à forme méconnaissable, dont la restauration semble, à première vue, chose impossible.

Un certain nombre d'observations relatives à la plupart de ces lésions traumatiques prouvent surabondamment que, quelle que soit la nature de l'accident produit, la restauration doit être tentée ; faite avec toutes les précautions opératoires, le succès viendra généralement couronner l'intervention, même dans des cas qui semblent au-dessus des limites de l'art.

§ I. — Plaies simples sans division complète de l'épaisseur du pavillon.

Ces plaies succèdent en général à l'action d'un instrument, piquant, tranchant, ou contondant. Leurs dimensions sont peu considérables ; elles sont dépourvues de tout caractère de gravité, et se cicatrisent en peu de jours.

La suture n'est pas ici toujours indispensable à une bonne et rapide réunion.

L'emploi de bandelettes agglutinatives ou du collodion iodoformé, voire même l'application d'un simple pansement antiseptique, sont une garantie suffisante de cicatrisation, lorsque la plaie est de peu d'étendue et ne comprend pas le cartilage. Si cependant les dimensions de la solution de continuité dépassaient 1 cent 1/2 ou 2, quelques points de suture hâteraient la réunion.

Si le fibro-cartilage participe à la division, il est avantageux de rapprocher les lèvres de la plaie à l'aide du crin de Florence. Nous n'hésiterons pas, pour des raisons que nous exposons dans le paragraphe suivant, contrairement à une pratique en usage autrefois, à recommander la suture complète, — c'est-à-dire intéressant le fibro-cartilage.

La suture en surjet nous semble préférable, l'affrontement des lèvres se faisant par un plus grand nombre de points. Nous appliquerons d'ailleurs ce procédé très simple à toutes les plaies du pavillon. Une légère couche de collodion iodoformé, maintenant sur la plaie une petite bande de gaze antiseptique, forme un pansement très suffisant.

Au bout de trois à cinq jours les points de suture pourront être enlevés sans préjudice pour la guérison de la plaie, qui disparaît rapidement, laissant après elle une cicatrice à peine visible.

§ II. — Plaies non marginales comprenant toute l'épaisseur du pavillon.

Si l'action de l'instrument tranchant ou contondant s'est exercé sur une plus grande épaisseur de tissus, sans qu'elle s'étende jusqu'au bord libre du pavillon, il en résulte une plaie peu étendue en général et d'une facile réparation. — Ces sortes de plaies nécessitent toujours l'emploi de la suture au crin de Florence.

Divers modes de réunion ont été employés dans ce cas : les sutures peuvent comprendre, soit toute l'épaisseur du pavillon, soit le cartilage et les téguments de l'une des faces, soit seulement les téguments des deux faces à l'exclusion du cartilage ; ou elles peuvent même se borner à la peau d'un seul côté.

En présence de ces plaies, les anciens évitaient de comprendre le fibro-cartilage dans la suture. Ambroise Paré, entre autres, s'est élevé contre ce procédé. « Les oreilles, dit le » chirurgien de Laval, sont aucunes fois, du tout coupées, et » aucunes fois reste encore quelque portion qui tient. Par » quoy faut avoir égard, s'il y a encore suffisante nourriture, » et lors tu y feras suture ; et de ton aiguille cartilage ne

» toucheras, de peur que la partie ne tombe en gangrène, (ce » que souventes fois est arrivé), mais seulement prendra le » cuir et ce peu de chair qui est autour du cartilage, et avec » compresses et bandages, et autres remèdes propres à ce » faire prohiberas l'inflãmation et autres accidents ». — Il n'est rien de fondé dans les craintes d'Ambroise Paré : la piqûre du cartilage par l'aiguille à suture ne compromet pas la vitalité au point de faire redouter le sphacèle de ce tissu.

Parmi les procédés de suture énumérés plus haut, les deux premiers semblent de beaucoup préférables.

D'après des expériences auxquelles nous nous sommes livrés, sur les oreilles de chiens, nous n'hésitons pas à les recommander.

Nous avons produit, chez ces animaux, des plaies du pavillon de toute étendue et de toute direction, et nous avons pratiqué la réunion immédiate ; les procédés de suture employés ont été très variés. Nous nous sommes toujours servi du crin de Florence et de la suture en surjet ; mais les résultats n'ont pas toujours été aussi complets. La cicatrisation a été très rapide, et la solidité de la ligne de réunion très satisfaisante, toutes les fois que les anses du fil traversaient le fibro-cartilage. — Jamais nous n'avons noté la mortification d'un point quelconque de ce tissu. — La restauration de plaies identiques et symétriques, a, dans la très grande majorité des cas, fait défaut lorsque le cartilage n'était pas intéressé : presque invariablement, les points de suture avaient cédé, et les bords de la plaie s'étaient écartés.

Peut-être devons-nous attribuer ce fait — à la mobilité très grande du pavillon de l'oreille chez le chien, quoique nos expériences aient porté sur des points très rapprochés de la base de cet appendice, — et au peu de complaisance de l'animal, qui, par des grattages intempestifs, ne devait pas manquer d'essayer de calmer la douleur causée par ses plaies, et détruire par là le bénéfice d'une suture médiocrement solide.

Ajoutons que, dans aucun cas il n'a été appliqué de pansement antiseptique et que les précautions opératoires se sont presque bornées à de simples lavages à l'eau fraîche.

Quoi qu'il en soit, nous n'hésitons pas à conseiller et à employer le procédé condamné par A. Paré, c'est-à-dire, la suture du cartilage uni aux téguments de l'une des faces ou des deux côtés du pavillon. La vitalité du pavillon n'est pas compromise, la rapidité de la réunion y gagne, et la rigidité de cet organe est maintenue pendant le travail de réparation.

§ III. — **Plaies marginales, portant sur toute l'épaisseur du pavillon.**

Les plaies marginales du pavillon de l'oreille sont dues à l'action d'instruments tranchants, piquants, contondants, ou de projectiles d'armes à feu ; une chute en est quelquefois la cause et détermine une plaie mâchonnée à bords très irréguliers. Depuis une étendue de quelques millimètres, qui ne dépasse pas les bords de l'hélix, jusqu'à une longueur qui mesure presque la totalité de la hauteur du pavillon, se placent une foule d'états intermédiaires. Non seulement le pavillon seul peut être morcelé, mais il est quelquefois séparé presque entièrement de sa base d'implantation, ne conservant son adhérence que grâce à un pédicule très mince. Dans quelques cas même, les désordres ne sont pas limités à sa base : il arrive même que le pavillon reste suspendu à une languette de la peau de la région mastoïdienne. — Assez souvent, deux ou plusieurs plaies linéaires et convergentes, partant du bord de l'organe, limitent des lambeaux triangulaires, flottants, adhérant seulement par leur sommet. Les délabrements sont quelquefois tels, que le pavillon, retenu au crâne par un seul point de sa base, offre l'aspect le plus lamentable. — Bref, les lésions les plus variées peuvent s'associer ; et la mortification rapide de l'oreille externe semble devoir être la conséquence de l'accident. L'écoulement de sang, qui succède à ces traumatismes étendus, est d'une assez grande importance pour exiger une intervention prochaine.

Quelqu'étendus que puissent être les désordres, la restauration doit être tentée. On pratiquera des lavages abondants à l'aide de solutions antiseptiques chaudes, destinés à faire disparaître tout corps étranger, provenant de la cause traumatique, et susceptible d'engendrer les complications septiques, particulièrement redoutables, lorsqu'elles ont pour point de départ une lésion quelconque de la tête.

On pratiquera la suture d'après les indications données plus haut ; le pansement sera très simple : une couche de collodion iodoformé appliqué sur une bande de gaze antiseptique recouvrant les solutions de continuité, en fera les frais.

Cependant, si les plaies sont multiples, il sera sage de recourir au pansement de Lister, maintenu par un bandeau protecteur. Une couche d'ouate suffisante, appliquée entre le pavillon et la région mastoïdienne, maintiendra l'ouverture de l'angle céphalo-auriculaire. — Après un temps qui variera, selon la gravité des désordres, de quatre à huit jours, les points de suture, devenus inutiles, pourront être supprimés. — La cicatrisation complète est la terminaison générale de ces plaies. — Le sphacèle d'une partie du pavillon est exceptionnel: il persiste néanmoins quelquefois, en un point quelconque de la ligne de réunion, une fistule donnant lieu à un écoulement persistant de pus. Cet accident résultera parfois de la nécrose d'un fragment du fibro-cartilage. L'extraction de ce séquestre suffira pour tarir le suintement puriforme.

Les plaies contuses se prêtent beaucoup moins à la réunion. Elles demandent des soins plus minutieux, en particulier l'extraction des fragments cartilagineux dépourvus de toute connexion avec les tissus sus et sous-jacents ; la régularisation des bords de la plaie s'impose. L'affrontement des bords de la plaie pourra dès lors se faire avec avantage. Bonnefont cite un certain nombre de lésions de ce genre, qui ont guéri rapidement sans complication. Si la partie contuse est complétement détruite, et si les dimensions ne se bornent pas seulement au bord de l'hélix, le procédé d'otoplastie indiqué par Dieffenbach trouve là son application (page 69).

Lorsque les divisions sont inégales ou dentelées, ce qui arrive nécessairement; lorsque l'instrument qui a déterminé la solution de continuité offre lui-même des inégalités, il surgit une indication particulière. Dans ce cas, il faut, avec des ciseaux courbes, égaliser les bords de la division, pour pouvoir les mettre dans un contact immédiat et produire une cicatrice uniforme. La réparation est encore obtenue d'emblée, rapide et régulière ; les dimensions du pavillon sont seulement un peu réduites.

Ces sortes de plaies sont souvent le résultat de morsures faites par l'homme ou les animaux. « Il n'est pas rare, en effet, » dit Larrey, de voir des rixes violentes entre des individus » de l'espèce humaine, se terminer par des morsures aux » oreilles, au menton ou aux lèvres ; j'en ai vu plusieurs » exemples, même parmi des militaires ; mais il est de l'amour- » propre de ces individus de ne point laisser connaître cette » cause ; et ils portent leur attention à en cacher toutes les » causes ; car, de toutes les armes sans doute, dont l'homme » puisse se servir pour venger une insulte, celle-ci est la plus » ignoble. Cette connaissance doit avertir le médecin légiste, » afin qu'il ne se laisse pas séduire par de faux rapports ou » l'intérêt du blessé. C'est ainsi que j'ai pu éclairer l'autorité » sur des prétentions à des titres ou à des récompenses récla- » més par un militaire qui se disait avoir été blessé par des » mains étrangères armées de son propre sabre, tandis qu'il » avait eu l'oreille coupée par les dents d'un homme ou d'une » femme. Les dentelures très distinctes, que présentaient, » chez M., les bords de la plaie, qui comprenait la moitié du » pavillon de l'oreille gauche en se dirigeant transversalement

» d'avant en arrière, ne laissaient pas le moindre doute sur » la nature de l'agent vulnérant. Mon rapport circonstancié » détruisit l'illusion et fit arrêter des recherches, qui auraient » peut-être compromis un grand nombre de personnes inno- » centes.

» Après avoir fait le rapport de l'état du blessé, je procédai » au pansement de ses plaies ; la plus grave était celle de » l'oreille. J'en resèquai les bords dentelés à l'aide de ciseaux » évidés ; je les réunis ensuite au moyen de cinq points de » suture entrecoupée ; le reste du pansement fut fait comme » il est indiqué plus haut. Ce premier appareil ne fut levé que » le neuvième jour, époque où la cicatrice de cette blessure, » ainsi réunie, fut terminée : les anses de fil furent coupées, et » l'oreille, mesurée et comparée à celle restée intacte, offrit » environ trois lignes de raccourcissement, résultat de la » résection des bords de la plaie. Du reste, les formes et les » dispositions de la conque de l'oreille, ont été parfaitement » conservées. »

Les projectiles de pierre agissent à la façon des instruments contondants ; tantôt ils se bornent à produire de simples déchirures ou à traverser le pavillon ; tantôt ils produisent des pertes de substance, dont l'importance diffère, suivant qu'une partie seulement ou la totalité du pavillon est emportée, ou bien, qu'outre ces désordres, le projectile est assez volumineux pour détacher en même temps une étendue plus ou moins considérable des parties molles situées dans le voisinage.

Le pronostic varie dans ces différents cas.

La blessure laisse souvent une difformité choquante.

Il est encore à remarquer qu'ici, chez certains malades, les délabrements laissent moins de traces qu'on aurait pu le supposer. Ainsi, chez un malade, dont l'oreille avait été divisée en deux moitiés par une balle, après la chute des escharres, Nélaton avait obtenu, après avivement des bords de la plaie et suture, un résultat tellement inespéré que la difformité était à peine sensible.

Chez d'autres, il reste une perte de substance, que l'otoplastie peut facilement combler.

Enfin, dans un cas, où un projectile volumineux aurait emporté, outre une partie du pavillon, une partie du conduit auditif externe, comme l'a vu Nélaton deux fois pendant le dernier siège de Paris, « on peut être étonné, au milieu de » tous ces désordres, dit ce chirurgien, de voir la plaie qui » succède à la perte de substance, se cicatriser, et le conduit » auditif lui-même, réapparaître au milieu de la cicatrice sans » qu'il soit obturé. »

Si le conduit auditif menaçait de s'obturer, grâce à une lésion l'intéressant lui-même ou altérant les parties voisines, il sera bon de prévenir cet accident par l'application d'un tampon de gaze ou d'ouate aseptique, qui obturera provisoirement l'orifice jusqu'à cicatrisation complète. — Ambroise Paré ne néglige pas cette précaution. « Aussi donneras le bon » ordre, qu'il ne s'engendre chair superfluë au cõduit de » l'oreille, de peur qu'elle face obstructiõ, qui estouperoit la » voye de l'ouye. Pour ceste cause tu y mettra tousjours un » peu d'esponge, à fin de tenir le trou de l'oreille ouvert. » Aussi useras de médicamens secs, attendu que la partie est » cartilagineuse, et par conséquent fort seiche. »

Les pertes de substance occasionnées par les brûlures, sont justiciables du même traitement que les plaies d'une autre origine.

M. Guermonprez préfère sauvegarder la conservation de l'hiatus au moyen d'injections tièdes répétées plusieurs fois par jour. Après opération d'un cancer de la tempe et du tragus, il a observé de la tendance à l'oblitération du conduit auditif externe, non seulement par les bourdonnements et l'acousie, mais encore et surtout par la fétidité de la secrétion du conduit, lorsqu'il avait été temporairement oblitéré la multiplicité des injections antiseptiques lui a rendu beaucoup plus de service que les divers autres modes de pansement successivement employés.

Dans les observations qui suivent, relatives à des traumatismes d'une certaine étendue du pavillon, on trouvera la justification des tentatives de réparation, alors même qu'on serait tenté d'achever l'amputation de cet organe.

Observation I. (Lawrence. *Dict. de chirurgie*. T. II, p. 266.)

Un homme placé sur l'impériale d'une voiture qui passa sous une porte cochère, reçut à la tête une blessure telle, qu'il eut une oreille presque complétement détachée, ne tenant plus que par une très petite portion des téguments.

Lawrence acquiesça au désir qu'avait cet homme de conserver son oreille entière. Il fixa la partie détachée à l'aide de plusieurs points de suture. La réunion se fit en très peu de temps et le malade ne fut aucunement défiguré.

Observation II. (Vivefon. *J. des conn. méd. et chirurg*. 1842, p. 155).

Un scieur de long, de Boudeville près Rouen, ayant la partie supérieure du pavillon de l'oreille gauche abattue par sa scie, vient se faire panser à l'hospice général. Le lambeau ne tenait plus que par un pédicule de quelques millimètres.

Je le remis en place et le fixai par sept points de suture, charpie et bandage. La plaie suppura, cependant l'oreille fut réparée presque sans cicatrice.

Observation III. (John de Breslow. *Gaz. des hôp*. 1842, p. 75).

Un cheval arrache d'un coup de dents l'oreille d'un cultivateur. L'oreille ne tenait plus que par le lobule. Quatre heures après l'accident, le blessé prie M. John de compléter la section ; mais au contraire, le chirurgien remet l'organe en place ; trois points de suture. Compresses imbibées d'eau.

Au bout de cinq jours, commencement de réunion. Guérison parfaite.

Observation IV. (Bridel de Béré. *J. de méd. et de chir. prat.*, V, 1834).

Louis Béranger, 29 ans, très fort, domestique. Coup de pied de cheval qui divise le pavillon de l'oreille ; il ne reste qu'un pédicule d'une ligne. Réunion avec des bandelettes et un bandage.

Peu d'inflammation . Guérisson complète en 20 jours.

Observation V. (Joliez. *Journ. de méd. et de chir.* Paris, 1844, p. 54).

Jacques Bréguet, 30 ans, enseveli sous un éboulement, blessures nombreuses, fractures, etc., entre autres, division presque complète du pavillon de l'oreille, qui ne tient que par un pédicule de la grosseur d'un fil de laine. On bassine l'oreille avec du vin chaud, quatre heures après l'accident ; on rafraîchit la division ; quatre points de suture. Une petite partie de sphacèle. Guérison parfaite.

Observation VI. (Pétrequin. *Gaz. des Hôp.*, 1841, p. 186).

Homme de 36 à 40 ans, ayant eu, dans une chute sur le côté de la tête, l'oreille largement divisée par le bord tranchant d'une table. A l'examen, Pétrequin trouva une longue plaie irrégulière et fortement contuse, divisant le pavillon à sa racine et passant par la conque ; l'auricule ne tenait plus que par deux prolongements étroits, l'un au lobule, l'autre au tragus ; de telle sorte qu'il tombait sur la joue.

Le malade voulait, si on l'eût laissé faire, en pratiquer l'amputation avec son couteau.

Cinq points de suture comprenant, à l'exemple de Larrey, le

cartilage avec les téguments dans les anses des fils. Les parties qui avaient été lavées avec de l'eau blanche aiguisée d'un peu d'eau-de-vie camphrée, ont été enveloppées et maintenues avec de la charpie trempée dans le même mélange.

La réunion a été parfaite.

Observation VII. (Ladreit de Lacharrière. Article *Oreille* du *Dictionnaire encyclopédique des Sc. méd.*)

Un maçon avait eu tout le pavillon et une partie de la peau du cou arraché par la chute d'une pierre. Le pavillon pendait sur le cou, retenu par un lambeau de peau.

Une suture au fil d'argent réunit exactement les parties ; et une mèche de charpie fut placée dans le conduit auditif pour en maintenir l'ouverture.

La réunion par première intention se fit presque sur tous les points ; et le malade guérit sans difformité sensible en conservant l'intégrité de l'ouïe.

Observation VIII. (Linoli. *Bull. gén. de thérap.* T. 55, p. 526).

Une femme âgée de 70 ans eut, dans une chute qu'elle fit du haut d'un escalier, le pavillon de l'oreille presque complétement détaché, cet organe ne tenant plus aux parties qui le supportent que par un petit lambeau de peau très mince. Malgré le peu d'apparence du succès, notre confrère ne désespéra pas d'obtenir la réunion. Après avoir nettoyé la plaie avec de l'eau tiède, il rapprocha les parties suivant leurs rapports normaux et les maintint au contact à l'aide de bandelettes agglutinatives et d'un bandage convenablement appliqué.

Le quatrième jour, une partie des bandelettes put être enlevée, et le reste le sixième, l'adhésion paraissant alors complétement établie. La guérison fut parfaite au bout d'un mois environ, à l'exception que la sensibilité de la peau du pavillon resta notablement affaiblie.

Observation IX. (Boyer. *Traité des mal. chirurg.* 1846. V, 3).

Un enfant, âgé de 13 ans, reçoit un coup de pied de cheval dans la région de l'oreille. Celle-ci fut fendue obliquement dans la moitié de sa largeur, depuis sa partie antérieure et supérieure jusqu'à sa partie moyenne, et le cartilage du conduit auditif, partagé en deux, au niveau de l'os temporal.

Je mis, le lendemain de l'accident, deux points de suture entortillée au niveau de la région temporale, et deux points de suture simple sur le cartilage de l'oreille, en prenant la précaution de ne pas comprendre la portion cartilagineuse dans l'anse du fil. Le quatrième jour, tout était parfaitement réuni.

Observation X. (Hénocque. *Dict. encycl. des Sc. méd.* XVIII, 577).

Pendant la construction du palais du Trocadéro, j'ai eu occasion de soigner un ouvrier maçon, chez lequel tout le pavillon et une partie de la peau du cou avaient été arrachés par la chute d'une pierre. Le pavillon pendait sur le cou, retenu par un lambeau de peau, et l'oreille présentait une plaie hideuse.

Une suture au fil d'argent réunit exactement les parties et une mèche de charpie fut placée dans le conduit auditif pour en maintenir l'ouverture. La réunion par première intention se fit presque sur toutes les parties; et le malade guérit sans difformité sensible, et en conservant l'intégrité de l'audition.

Observation XI. — (Docteur le Gac, de Plouaret).

Un cultivateur âgé de 35 ans, fut renversé par une voiture. Une des roues lui passa sur la face latérale gauche de la tête, et produisit sur le pavillon de l'oreille correspondante, des lésions multiples d'une grande étendue, comme l'indique la figure 5. L'hélix, depuis sa naissance, et sur une longueur d'un centimètre et demi, fut fortement contusionnée, on peut dire broyée (*c d* fig. 5). Au-delà, toute la portion horizontale de l'hélix formait l'un des côtés d'un lambeau triangulaire, (*l l' o*) constitué, d'autre part, par deux plaies linéaires et convergentes partant du bord du pavillon. Ce lambeau, retenu au reste du pavillon par un mince pédicule de trois millimètres de large, pendait en avant de la cavité de la conque. La partie postérieure de l'anthélix (*a a*) était déchirée par une plaie linéaire verticale de trois centimètres, intéressant toute l'épaisseur de l'organe ; le cartilage faisait hernie à travers les bords de la solution de continuité. Les lèvres de cette plaie étaient très nettes, comme celle d'une plaie par instrument tranchant. Enfin, le pavillon était partiellement séparé d'avec la tête : il était détaché du tiers supérieur de sa base d'implantation (*c d*), de telle sorte que la moitié supérieure se rabattait sur les parties plus inférieures. Le conduit auditif était intact.

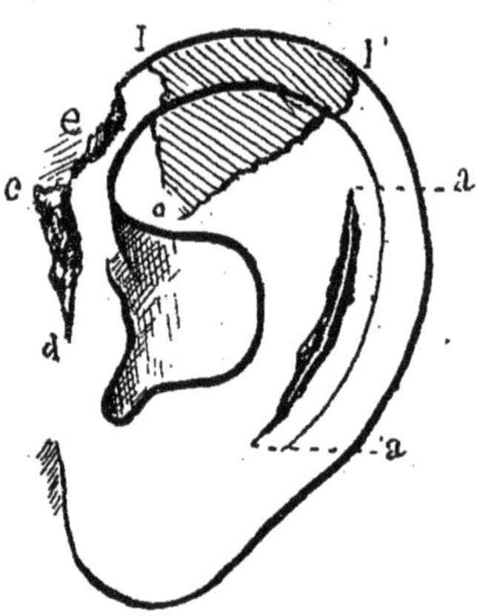

Fig. 5. — Plaies multiples et variées du pavillon.

Une heure environ après l'accident, les plaies furent nettoyées avec une solution de sublimé. La suture à points séparés fut pratiquée. On se servit de crin de Florence ; celui-ci traversait le fibro-cartilage. Pansement à l'iodoforme. Un tampon d'ouate fut placé entre le pavillon et la région mastoïdienne, dans le but de maintenir l'ouverture de l'angle céphalo-auriculaire. Un bandeau maintenait le tout.

Six jours après le traumatisme, les points de suture furent enlevés ; la réunion était acquise, la cicatrisation très avancée, sauf à la partie antérieure de l'hélix où s'était déclarée, au niveau de la plaie contuse, une plaque de sphacèle.

Au neuvième jour, celle-ci s'élimina.

A la partie supérieure de la plaie cicatrisée de l'anthélix existait aussi une fistule donnant lieu à un léger écoulement purulent. Après débridement on reconnut qu'elle avait pour point de départ un séquestre cartilagineux sans connexion aucune avec les parties voisines, et frappé de nécrose. Après extraction de ce fragment, la plaie fut réunie. L'écoulement ne se renouvela pas.

Le quinzième jour, la guérison était absolue, la déformation nulle.

Dans cette série d'observations, la dernière est particulièrement intéressante. On y voit décrites, sur le même pavillon, des plaies de nature diverse, bien que produites par le même agent : plaie contuse de l'hélix, plaie dilacérée de la base du pavillon, plaies linéaires marginales, plaie centrale. Dans toutes ces lésions, la totalité de l'épaisseur du pavillon était intéressée. L'agent traumatique, une roue de voiture, dont la surface d'action est plane et limitée par des bords mousses, appartient à la catégorie des agents contondants. Il est rationnel d'admettre que le mécanisme de production des désordres observés fut le suivant : le pavillon, pris d'arrière en avant, comme l'assure le blessé, fut replié sur lui-même ; son tiers postérieur vint, sous l'action de la cause vulnérante, s'appliquer sur les parties plus antérieures ; la pression énorme qui s'exerça, à ce moment, sur l'organe, détermina vraisemblablement la rupture des téguments et du fibro-cartilage au niveau du pli de flexion ; d'où, la plaie non marginale de l'anthélix ; — un des bords de la roue dut ensuite parcourir obliquement le pavillon replié d'arrière en avant et sectionner du même coup les deux moitiés du pavillon superposées, de façon à limiter, par les deux plaies ainsi produites, le lambeau supérieur. A cela se joignit, sans doute, un glissement du pavillon, entraîné par les aspérités de l'agent traumatique, mouvement qui occasionna la plaie par glissement, qui séparait cet organe d'une partie de sa base d'implantation. Enfin, une action contondante directe, s'exerça sur la naissance de l'hélix, non garanti par la portion repliée du pavillon, et causa la plaie par écrasement où plus tard une plaque de sphacèle se forma.

Malgré la diversité et la multiplicité des plaies, la guérison fut rapide et très satisfaisante. Il est juste d'attribuer la rapidité de la réunion du lambeau (*l l' o*) à la conservation de l'artère perforante supérieure, rameau issu de l'auriculaire postérieure. Son point d'émergence à la face externe de l'oreille se trouve être précisément au niveau du point d'adhérence de ce lambeau, à la partie postérieure de la fossette scaphoïde. Le pédicule du lambeau devait donc contenir ce vaisseau dans son épaisseur. Les ramifications du tronc vasculaire épargné, se distribuant très largement aux parties supérieures du pavillon, ont dû sauvegarder la vitalité de la portion presque détachée de cet organe. Ce fait fournit la démonstration du principe que nous avons établi sur les données anatomiques, d'après lequel on devra toujours, dans l'exérèse d'une partie quelconque du pavillon, épargner les points d'émergence des artères perforantes.

§ IV. — **Séparation complète d'une partie du pavillon ou de sa totalité.**

Ces plaies sont assez rares.

Elles sont la conséquence, dans la plupart des cas, de l'action d'instruments tranchants; un coup de sabre en est presque toujours la cause; aussi les faits de ce genre sont-ils tirés, en général, de l'histoire de la médecine militaire. Dans les combats corps à corps, dans les rixes entre militaires, dans les duels au sabre, le pavillon de l'oreille est particulièrement exposé.

Les morsures du chien, du cheval, de l'homme même, ne sont pas non plus étrangères à la production d'accidents de cette nature.

La lésion intéresse le pavillon dans sa totalité ou dans l'une de ses parties ; mais là ne se borne pas toujours l'action de l'agent vulnérant ; elle peut s'étendre aux parties voisines : la face, le cuir chevelu, les os du crâne, sont alors le siège de délabrements plus ou moins vastes.

Il faut d'abord se demander si la réunion du pavillon ou de sa portion détachée a quelques chances de succès. — Des faits assez nombreux et de source non suspecte semblent l'établir.

Si l'on en croyait certaines légendes, le procédé otoplastique le plus complet aurait été exécuté en transplantant l'oreille coupée d'un individu à un autre, ou en y réappliquant l'oreille qui vient d'être coupée sur l'individu atteint de cette lésion. Les faits de ce genre ont été rapportés par divers auteurs; mais il est très difficile de savoir si, dans ces cas, l'oreille était complétement détachée, si elle adhérait encore par un lambeau, s'il n'y avait pas de la part des bourreaux chargés de couper l'oreille, quelque complaisance ou quelque supercherie, par lesquelles l'opération était incomplète.

« On prétend, dit de Trœltsch, que l'otoplastie par application » d'une oreille prise sur une autre personne aurait été prati- » quée avec succès dans l'Inde, où l'on a l'habitude de couper » les oreilles aux prisonniers et aux criminels ; mais on ne » possède pas de documents précis sur ces faits extraordi- » naires. »

M. Dechambre a cité des passages des Mémoires de Strafford, qui montrent que la réunion des oreilles coupées était de pratique vulgaire en Angleterre, sous le règne de Charles Ier. Parmi les supplices par lesquels on espérait réduire l'opposition puritaine et calviniste, un des plus fréquents consistait à clouer les oreilles au poteau infamant, puis à les couper

« Dans la foule des victimes, dit Dechambre, il en est trois » auxquelles s'attache un intérêt particulier : un ministre, » un avocat et un médecin, Burton, Prynne et Bartwick.

» Avant qu'ils fussent cités tous les trois devant la cour criminelle, Prynne avait déjà eu les oreilles coupées pour avoir » publié un livre où l'on avait cru voir une allusion blessante » contre la reine. A l'audience, le président s'étonnant de voir » Prynne avec ses oreilles, un huissier s'approcha du pré- » venu, lui écarta les cheveux et mit à nu la partie qui portait » encore la trace de la mutilation. Tous trois furent condamnés » au pilori. Prynne eut les oreilles coupées une seconde fois ; » mais, disent les *Mémoires de Strafford*, (t. I, p. 66), immé- » diatement après l'exécution il les ramassa, espérant pouvoir » les faire recoudre à sa tête comme auparavant. Nous ne » savons ce que devinrent les oreilles de Burton ; mais, quand » celles de notre confrère Bartwick furent abattues, sa femme » les recueillit et les mit dans un mouchoir, espérant bien les » utiliser. Tout ceci se passait de 1630 à 1640, c'est-à-dire » bien longtemps avant qu'aucun auteur ait rapporté un cas » de greffe de l'oreille. »

Certaines observations, d'une date plus récente, démontrent péremptoirement la possibilité de la réunion du pavillon, ou de portions de cet organe, qui, ayant été coupés, ont pu être réappliqués avec succès.

OBSERVATION XII. (Manni. *Archives générales de médecine,* 2e série, t. V., p. 300.)

En juin 1833, un meunier, qui s'était rendu la nuit dans une maison publique, reçut un coup de sabre qui lui coupa complètement l'oreille droite. Avant de partir de la maison, il prit l'oreille qui était par terre et la conserva dans sa poche.

Le lendemain, de bonne heure, il alla trouver le médecin et lui présenta l'oreille froide et un peu écrasée. Le médecin lava l'oreille dans un peu d'esprit de vin étendu d'eau, et il rafraîchit d'une ligne les bords de la plaie de la partie restante de l'oreille et de la partie enlevée. Après avoir bien exactement rapproché ces parties, il les maintint à l'aide de quatre points de suture et fit le pansement à l'aide de bandelettes agglutinatives, des compresses et un bandage approprié.

Un jour après, on enleva en partie l'appareil, afin de s'assurer si les parties étaient toujours en contact ; on observa que l'endroit de la réunion était rouge. Le malade avait de la fièvre avec de la soif et de la céphalalgie.

Au bout de huit jours ces symptômes disparurent et le pavillon commença à reprendre sa chaleur vitale. L'extrémité lobulaire fut réunie la première ; les autres points suppurèrent, et des bourgeons charnus se développèrent sur les cartilages. Dans l'espace d'à peu près un mois la guérison était complète. Le malade conserva son oreille droite presque dans le même état que l'oreille gauche ; et on ne remarquait pas autre chose dans le lieu de la réunion qu'une cicatrice linéaire elliptique.

Observation XIII. Regnault (Velpeau. *Méd. op.*, t. I, p. 617).

J'ai été dans le cas de remettre en place toute une oreille externe, enlevée par la morsure d'un cheval, sans aucune suite.

Observation XIV. (Kirmisson. *Path. ext.*, t. II, p. 416).

Dans un cas où toute la partie supérieure du pavillon de l'oreille avait été détachée par une plaie antéro-postérieure, je repliai sur elle-même la section du pavillon, et je la maintins par quelques points de suture. La réunion se fit, et j'obtins ainsi un pavillon de l'oreille rappelant assez exactement la forme normale, bien qu'à la vérité plus petit.

Observation XV. (Magnin. *Méd. et ch. milit.*, t. VI, p. 394).

Lahalle (Augustin), chasseur au 3e, reçut, le 2 septembre 1819, un coup de sabre sur la partie latérale droite du crâne, qui fit une plaie pénétrante jusqu'à l'os, et de la longueur de trois pouces environ depuis la partie supérieure du pariétal droit jusques et au niveau du conduit auditif externe ; là, l'instrument étant relevé, coupa entièrement la partie de l'oreille située au-dessus de cette ouverture, et la sépara de la portion inférieure restante.

Lahalle, conduit chez moi sur le champ, portait dans le mouchoir qui enveloppait sa tête et arrêtait le sang de la blessure, la portion d'oreille séparée. Je m'occupai d'abord de la plaie du crâne, et j'arrêtai par la réunion l'hémorrhagie, qu'une artériole divisée occasionnellement occasionnait depuis le commencement. Restait l'oreille détachée ; le blessé et ses camarades me disaient de la jeter, ne croyant pas qu'elle eût pu, et qu'elle dût reprendre.

Je réappliquai néanmoins de mon mieux cette portion d'oreille détachée ; deux morceaux d'emplâtre agglutinatif, placés, l'un du côté interne, l'autre du côté externe, le maintinrent en contact immédiat ; de la charpie molle fut placée tout autour de l'oreille ; et un bandage légèrement serré soutint le tout.

Le quatrième jour, la plaie du crâne suppurant un peu, je levai l'appareil ; ayant examiné l'extrémité supérieure de l'oreille divisée, je la trouvai pâle et froide et le malade me dit n'y éprouver aucune douleur ; j'en augurai mal ; je laissai néanmoins intacts les morceaux d'appareil qui la maintenaient et ce ne fut que le dixième jour que je détachai seulement celui que j'avais appliqué du côté externe. Mon étonnement fut grand, en voyant l'oreille recollée et parfaitement reprise sans suppuration. Pour plus grande sûreté, et pour éviter que le malade, assez impatient de son naturel, n'y portât trop les mains, je laissai l'autre portion d'emplâtre agglutinatif jusqu'au quinzième jour. Alors, la plaie du crâne se trouvant ainsi guérie, j'enlevai le tout. L'oreille est solide, bien cicatrisée, de couleur et sensibilité naturelles ; sa cicatrice linéaire, et entièrement circulaire, démontrerait aux plus sceptiques l'évidence d'un fait, dont j'aurais d'ailleurs pour témoins, tous les militaires de mon régiment (1).

---

(1) Suit l'attestation régulière de ce fait (Le Conseil de Santé a cru ne devoir le publier que revêtu de l'attestation du Conseil d'administration du régiment auquel appartient M. Magnin) :

« Nous, soussignés, membres du Conseil d'administration du régiment

Il est difficile de mettre en doute la bonne foi des auteurs de ces observations : l'autorité même de leurs noms, la clarté de l'exposition, l'attestation officielle du dernier fait suffisent pour nous autoriser à les considérer comme véridiques. — D'ailleurs, la riche vascularisation du pavillon de l'oreille, la rapide réparation qui suit la restauration de plaies étendues et variées, existant à la fois sur cet organe, alors même qu'il n'est retenu au crâne que par un pédicule d'une minceur excessive, plaident en faveur de l'authenticité des cas que nous avons relatés. — Nous tirerons encore un argument de l'état particulier des vaisseaux du pavillon après leur section : grâce à la rigidité des éléments qui constituent cet organe, à l'absence de tissu cellulaire lâche dans sa texture, les vaisseaux se maintiennent, (comme ceux du cuir chevelu d'ailleurs), dans un état de béance, qui offre une large voie au liquide nourricier, et qui favorise par là même la réunion. — Nous fûmes témoins, il y a quelques années, dans le service clinique de M. le professeur Redier (de Lille), d'un fait dont la nature nous frappa. Une grosse molaire saine, à la suite d'une chute, fut arrachée de son alvéole, chez une fillette de dix ans. La dent lavée antiseptiquement, ainsi que sa cavité, y fut replacée. Après quelques semaines, nous revîmes l'intéressée ; la dent, entièrement saine, avait repris son adhérence primitive, intime et solide. Il n'est pas possible d'admettre qu'il s'agissait là d'un simple resserrement consécutif de la gencive et de l'alvéole ;

---

des chasseurs de la Meuse, certifions que le nommé Lahalle (Augustin), chasseur au 3e escadron du dit régiment, a eu dans un combat singulier, le 2 septembre 1819, une partie de l'oreille droite complétement coupée ; et que cette partie, réappliquée par M. le Dr Magnin, chirurgien aide-major de notre corps, s'est parfaitement réunie, et que ledit Lahalle existe à notre corps, bien guéri.

» Fait à Charleville, le 20 novembre 1819.

» Signé : Ches Lepage, Naudet, Vor Cullet, Ubry. »

la molaire devait assurément la reprise de l'intégrité de ses rapports à un acte de nutrition (1). Ce fait dont nous pûmes constater l'authenticité par nous-même, est de nature à nous confirmer dans notre opinion. Puisque nous avons vu la puissance réparatrice de la nature s'exercer dans le cas d'une dent arrachée de son alvéole et replacée avec succès, nous ne devons pas non plus, quant à ce qui concerne la reprise de la vie dans un pavillon d'oreille détaché et réuni ensuite, nous renfermer dans ce système absolu, qui nie systématiquement

---

(1) Le Dr Martin, dans sa thèse inaugurale (Paris, 1873, *De la durée de la vitalité des tissus et des conditions d'adhérence des restitutions et transplantations cutanées*) cite un certain nombre d'observations, dont plusieurs personnelles, où la transplantation de lambeaux cutanés, voire même le recollement du nez, des doigts, fut suivie d'adhérence parfaite.

Il a été publié des récits tellement étranges, qu'ils ont paru contestables. Qu'il nous suffise de citer l'observation suivante, due à Garengeot. Elle fut cause pour lui de nombreuses railleries, à tel point qu'on ne pouvait plus nommer ce chirurgien sans faire penser à ce qu'on appelait « son *conte* » :

« Le 26 septembre 1724, un soldat du régiment de Conti, sortant de » l'*Epée Royale*, cabaret qui est au coin de la rue des Deux Écus, se » battit avec un de ses camarades, et fut dans ce combat, mordu de façon » qu'on lui emporta toute la partie cartilagineuse du nez. Son adversaire, » sentant qu'il avait un morceau de chair dans la bouche, le cracha dans » le ruisseau, et tout en colère, marcha dessus, comme pour l'écraser.

» Le soldat, n'étant pas moins animé, ramassa son bout de nez et le » jeta dans l'officine de M. Galin, mon confrère, pour courir après son » ennemi. Pendant ce temps, M. Galin examina ce bout de nez, qu'on » venait de jeter chez lui; et comme il était couvert de boue, il le lava à la » fontaine.

» Le soldat venu pour se faire panser, on fit chauffer du vin pour sa » plaie et son visage, qui étaient couverts de sang; puis on mit le bout » du nez dans le vin pour l'échauffer un peu

» Aussitôt que cette plaie fut nettoyée, M. Galin ajusta le bout de nez » dans sa place naturelle et l'y maintint par le moyen d'un emplâtre » agglutinatif et de la poudre. Le lendemain, la réunion parut se faire, et » le quatrième jour, je le pansai moi-même chez M. Galin et vis que ce » bout de nez était parfaitement réuni et cicatrisé. » (*Dict. des Sc. méd.*, t. III, p. 339, 1815).

tout ce qu'on ne voit pas, ou tout ce qui s'écarte des faits journaliers (1).

Nous nous sommes livré, pour élucider ce point délicat, à quelques exercices de chirurgie expérimentale, sur de jeunes chiens de six semaines. Nous avons, chez ces animaux, sectionné les pavillons des oreilles dans leur totalité ou dans l'une de leurs parties. La suture la plus minutieuse les réunissait à la tête; invariablement le sphacèle n'a pas tardé à envahir l'organe restauré. Malgré ces insuccès répétés, nous ne devons pas considérer ces expériences comme concluantes. En plus des hasards de la chirurgie expérimentale, l'absence de pansements antiseptiques et d'appareils protecteurs de la plaie, les manœuvres répétées des jeunes animaux, dont les pattes grattaient souvent la ligne de suture, sont autant de causes qui nous empêchent de tirer de nos essais une opinion définitive (2).

---

(1) Joseph Baronio assure avec J. Hunter, qu'ayant injecté les vaisseaux de la mâchoire d'un homme mort après s'être fait poser une dent par transplantation, ils ont vu l'injection passer dans cette dent qui avait dû, par conséquent, *avoir vécu*, et *s'être nourrie*.

(2) « Nous avons fait, M. Richerand et moi, dit Percy dans son inté- » ressant article sur les *entes animales* du Dict. encycl. des Sc. méd., » des expériences sur les animaux, pour savoir à quoi nous en tenir, rela- » tivement à la possibilité de la réunion d'un nez détaché. Ayant coupé à » plusieurs chiens une portion du mufle et des naseaux, et les ayant au » bout de quelques instants, replacés et fixés par quelques points de » suture qui les maintenaient en parfaite coaptation, les pattes de l'animal » étant liées ensemble pour qu'il ne pût déranger l'appareil, nous n'avons » pas mieux réussi l'un que l'autre, le mufle, en quelques jours, s'était » affaissé et corrompu, sans avoir contracté aucune espèce d'adhésion. » Nous ne sommes parvenus à réunir que ceux auxquels nous avions » laissé une fraction quelquefois assez petite de téguments, laquelle » suffisait pour entretenir un commerce de vie entre les deux parties. La » même chose arrive chez l'homme dans ce dernier cas; je n'en dirais pas » autant pour l'autre hypothèse, si je n'étais arrêté par des faits qui » déposent le contraire, et par des autorités que je n'ose ni récuser ni » démentir. »

Nous continuerons donc à admettre que le principe de vitalité, un instant suspendu, dans le cas de séparation totale ou partielle du pavillon de l'oreille, puisse être remis en jeu et ramener les échanges nutritifs dans l'organe lésé. — Aussi, la conduite à tenir est-elle indiscutable : la réunion du pavillon ou de sa partie devra être tentée, avec le secours des ressources aseptiques les plus minutieuses et l'aide d'un appareil protecteur et immobilisateur.

CHAPITRE IV.

OTOPLASTIE APPLIQUÉE A LA CURE DES DIFFORMITÉS DU PAVILLON

§ I. — **Vices de conformation congénitaux.**

Le pavillon de l'oreille est sujet à des vices de conformatior congénitaux très variés, dont il est difficile de donner une classification satisfaisante.

Ils coïncident souvent avec une imperfection anatomique et physiologique des organes de l'ouïe, en particulier de l'oreille moyenne et du conduit auditif externe, parfois imperforé. Le labyrinthe ne participe que rarement à l'anomalie, et même, dans ce cas, sa participation n'est que partielle.

Les malformations ont une prédilection pour le côté droit.

Comme les malformations de l'oreille externe et moyenne sont imputables à des anomalies de développement dans le domaine des arcs branchiaux supérieurs et de la première fente branchiale, il n'est pas rare de les rencontrer en même temps que des fistules embryonnaires auriculaires et cervicales, des anomalies d'arrêt de développement du maxillaire inférieur, une asymétrie de la face, le bec de lièvre, les fentes du voile du palais et la gueule de loup.

Chez quelques sujets, ces difformités ont même un caractère d'hérédité que l'on retrouve dans plusieurs générations.

Il est commun de rencontrer chez les criminels, les névropathes, les dégénérés, des altérations morphologiques du pavillon. On a pu même dire, à ce propos, que le pavillon de l'oreille est l'organe qui mérite d'être mis en première ligne parmi ceux qui présentent des caractères de dégénérescence.

Selon les races, l'oreille présente aussi de grandes variations. La Vénus Hottentote. (Gratiolet. *Bull. de la Soc. d'Anthropologie*, 1) représentant le type la race Boschimanne, parmi beaucoup de caractères d'infériorité, offre celui d'une oreille petite, dont le tragus est incomplètement développé, et l'hélix absent à sa partie supérieure. Selon Buchanan, l'oreille est fréquemment détachée de la tête dans les races inférieures (Mongols, Kabyles). En Afrique on a trouvé l'oreille difforme très fréquente chez les Maltais et les Turcs, ainsi que chez les Fellahs, les Berabras et les Nègres. Chez les Japonais on a souvent observé l'absence du lobule et le tragus à cône.

L'intervention chirurgicale réparatrice n'a pas toujours lieu d'être appliquée aux vices de conformation du pavillon; cependant bon nombre de ceux-ci en sont justiciables. L'esthétique du visage en bénéficiera toujours; et la fonction physiologique du pavillon y trouvera souvent une amélioration.

On ne peut nier que, par sa conformation et sa situation, il ne contribue à la fonction de l'ouïe. Küss et Duval, en bouchant à la craie les dépressions de cet organe, ont constaté que l'orientation des sons en souffre beaucoup. Ochl dit que sur les proéminences du pavillon se produisent des percussions verticales des ondes sonores d'après les directions si différentes de celles-ci à leur arrivée dans le pavillon. Il semble en outre que les points d'incidence perpendiculaire des ondes sonores augmentent, si l'on pousse en avant le pavillon avec la main tendue, qui agit comme un cornet acoustique, en accroissant ou en modifiant la direction de la surface de réflexion. Cela expliquerait le mode varié de tendre l'oreille chez les animaux. Chez l'homme, dont les muscles moteurs du pavillon sont peu développés, celui-ci occupe le plan d'orientation le plus favorable pour recueillir les sons venant de toute direction. L'intégrité fonctionnelle de cet organe résultera donc de la conservation de sa forme et de son orientation.

Au point de vue esthétique, une opération réparatrice a une toute autre importance. La malformation du pavillon imprime à l'expression de la figure un cachet d'hébétude ou d'infériorité, particulièrement pénible au sujet. Le chirurgien pourra, dans des limites très étendues, suppléer à la plupart de ces écarts de la nature, portant sur un organe aussi visible que favorable, par sa constitution, a une intervention chirurgicale.

A). — *Hypertrophie généralisée du pavillon ou macrotie.*

La présence simultanée de plusieurs pavillons bien conformés, la véritable polyotie, est extrêmement rare.

L'agrandissement de tout le pavillon, la *macrotie*, se voit plus souvent, de même que l'agrandissement congénital de certaines parties de cet appendice.

La macrotie porte le plus souvent sur les deux oreilles. Les dimensions en longueur et en largeur sont accrues dans des limites très approximativement proportionnelles. A cela se joint un certain épaississement des tissus. On cite des pavillons atteignant une hauteur de huit, dix centimètres et plus encore. Il n'est pas rare d'observer en même temps une déviation de l'organe qui tend à se placer dans le plan transversal.

La surface d'implantation du pavillon n'est pas modifiée quant à ses dimensions, dans la majorité des cas observés.

Comme tous les organes de la face où existent des orifices naturels, le pavillon de l'oreille est un lieu de prédilection, pour la localisation du streptocoque de l'érysipèle, dans les formes à répétition de cette maladie. Après des poussées successives et longtemps répétées, il n'est pas rare de voir le pavillon acquérir une hypertrophie généralisée, persistante et accompagnée d'épaississement des tissus et d'un état particulier de ses surfaces sur lesquelles existe une desquamation épithéliale.

L'acuité auditive ne souffre nullement de cette malformation, on le devine aisément. Mais, si l'hypertrophie portait sur le tragus qui viendrait comme un opercule obstruer l'orifice du conduit externe, l'activité fonctionnelle en serait diminuée. Nous n'avons vu nulle part cette particularité signalée lorsqu'il s'agissait d'hypertrophie généralisée.

Quelle que soit l'origine de la macrotie une intervention s'impose. Le jeune âge du sujet favorisera la restauration, au lieu de constituer une contre indication à l'acte opératoire. En face d'un cas d'hypertrophie consécutive à des poussées d'érysipèle chronique, on attendra la disparition complète des manifestations ; ou bien, si en dépit du traitement spécial, la périodicité des accidents persiste, on agira dans l'intervalle de deux poussées, en redoublant de précautions antiseptiques.

Le procédé opératoire serait réglé comme suit :

A l'aide de ciseaux courbes, on résèque à la partie postérieure du pavillon un lambeau triangulaire, ayant pour base le bord de l'hélix, et dont le sommet est dirigé vers le conduit auditif externe. Les dimensions de la portion à exciser varient suivant l'importance de la macrotie. — Dans quelques cas, où le pavillon acquiert des dimensions extrêmes, il est bon de ne pas trop étendre l'excision du bord postérieur. Le chirurgien y supplée par l'enlèvement de lambeaux analogues, portant sur d'autres points du pavillon : la partie supérieure et le lobule sont les lieux d'élection pour cette exérèse supplémentaire.

Il est même bon, toutes les fois que cette dernière portion participe à l'hypertrophie, d'en reséquer une partie triangulaire, car elle ne bénéficierait que médiocrement de l'excision d'une autre portion du pavillon. — On dirige, autant qu'il est possible les incisions vers l'orifice du conduit auditif externe, en se rappelant, qu'il est prudent d'épargner les points d'émergence des trois artères perforantes.

Les bords des plaies ainsi produites sont rapprochés à l'aide de crin de Florence, comme il est dit plus haut, (page 25) par la suture en surjet ou à points passés ; il est préférable de comprendre dans les anses du fil, le cartilage et la peau de l'une des faces du pavillon.

L'orientation vicieuse de l'organe, que l'on observe simultanément avec l'hypertrophie, disparaîtra le plus souvent, grâce à cette intervention. Si, au contraire, elle persiste ou tend à s'accroître, on resèquera dans chacun des lambeaux une portion triangulaire ayant pour base la ligne de section primitive. Dans la confection de chacune des incisions, le chirurgien pourra toujours varier l'étendue de la perte de substance qu'il aura déterminée. En la faisant plus longue et plus large sur la face postérieure, il tend nécessairement à rapprocher le pavillon des téguments mastoïdiens (à condition que la suture intéresse la plaie de la face postérieure).

Le pansement antiseptique sera très simple : une bandelette de gaze antiseptique, maintenue par une couche de collodion iodoformé, suffira pour maintenir le bon état de la coaptation. Il faudra toutefois veiller à l'immobilité de la tête, de crainte que la solidité des sutures ne soit compromise par des frottements insconscients sur l'oreiller.

Observation XVI. (Heidrich, de Mulhouse. In *Gaz. méd. de Strasbourg*, 1893. N° 2).

M. T..., de Mulhouse, âgé de 32 ans, italien de naissance, atteint d'hypertrophie simple et congénitale formidable des pavillons des oreilles, qui, en outre, étaient très écartées de la tête, se servait, depuis plusieurs années, d'une gomme particulière (schellak) pour les coller contre la tête. Ennuyé de procéder tous les jours à cette manipulation, il me demanda de le débarrasser de son infirmité.

Le 30 mai 1891, je lui excisai de chaque pavillon un premier triangle, comprenant la peau et le cartilage et ayant pour base une partie de l'hélix longue de trois centimètres, avec la pointe dirigée vers le conduit auditif externe. Comme la réunion des deux lambeaux, formés par l'excision de ce triangle, écarterait le pavillon davantage de la tête, et le laisserait paraître encore trop grand, il devient nécessaire, pour remédier à ce double inconvénient, d'exciser de chacun des deux lambeaux, un nouveau morceau triangulaire. Si, après ceci, le pavillon restait encore trop écarté de la tête, il peut devenir utile de raccourcir la peau recouvrant le dos du pavillon, en en excisant une partie concentrique à l'hélix d'un demi ou d'un centimètre de large sur deux ou trois de long, ce que j'ai fait dans notre cas (1). L'opération dura une heure.

L'excision des lambeaux donne lieu à une hémorrhagie assez considérable, qu'on arrête de temps en temps avec des tampons de gaze iodoformée. Les pinces hémostatiques ne peuvent être employées à cause de la rigidité des tissus.

La réunion des lambeaux se fait par la suture aux crins de Florence qui ne saisissent que le bord de la peau et non le cartilage. Elle est nécessaire sur les surfaces antérieure et postérieure du pavillon.

La réunion complète par première intention s'effectua au bout de huit jours. Les cicatrices ne sont perceptibles que vues de tout près et ne sont pas laides. Les pavillons ont une forme et une position normales.

Observation XVII. (Personnelle).

Henri F..., 70 ans, cultivateur à Gruson (Nord), sans antécédents morbides personnels, est porteur d'une malformation du pavillon de l'oreille droite consistant en une hypertrophie généralisée de cet organe. Celui-ci mesure une hauteur verticale de dix centimètres (fig. 6). Le lobule ne mesure pas moins de quatre centimètres. Les

(1) Nous ne saurrions préconiser cette forme d'excision qui compromet la vascularisation de l'organe.

tissus sont modérément épaissis. — On ne retrouve pas trace d'érysipèle chronique ni d'eczéma, ni d'aucune autre dermatite dans l'histoire du sujet. L'oreille gauche est normale ; l'acuité auditive est un peu plus faible à droite.

Nous proposâmes une intervention chirurgicale au sujet, qui s'y refusa. Étant donné son grand âge, nous ne crûmes pas devoir insister. Nous avons néanmoins tracé sur le dessin ci-contre (fig. 6) qui donne les dimensions exactes de l'organe, le procédé opératoire que nous nous proposions d'exécuter.

Nota. — La ligne *a b* mesure la longueur de la base d'implantation, la même pour les deux pavillons ;

c d, la hauteur de l'oreille gauche.

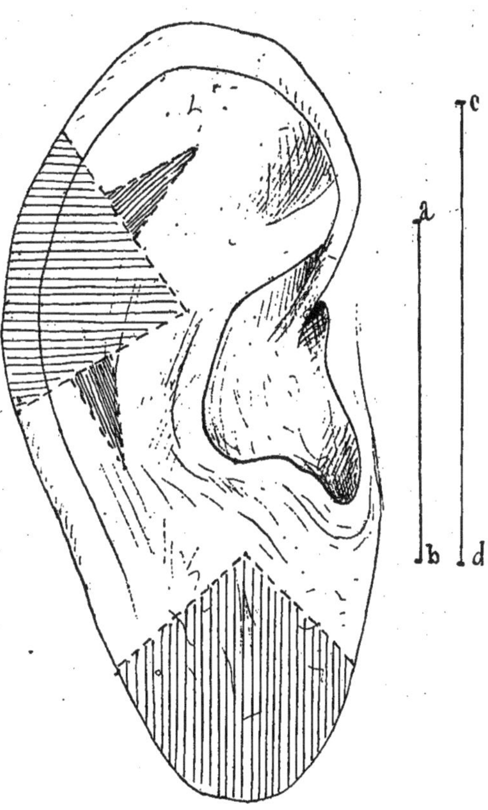

Fig. 6. — Hypertrophie généralisée du pavillon.

a, *b*. Longueur des lignes d'implantation du pavillon.
c, *d*. Dimension verticale de l'oreille gauche.

B) *Hypertrophie partielle du pavillon.*

On rencontre quelquefois une malformation congénitale d'une nature particulière et d'aspect bizarre : les *appendices auriculaires*.

Cette anomalie est isolée ou associée à d'autres vices de développement. Elle consiste en excroissances verruqueuses, simples ou multiples, qui ont en général leur siège en avant de l'oreille, dans la région du tragus, exceptionnellement sur le lobule, en arrière de l'oreille ou sur le cou. Elles ont la grosseur d'un petit pois ou d'un noyau de cerise et sont constituées par la peau et du cartilage réticulaire. — M. Schultze a pu suivre le cartilage d'un appendice de ce genre jusqu'au périoste de l'apophyse articulaire du maxillaire inférieur, ce qui lui a fait supposer qu'il s'agissait de prolongements anor-

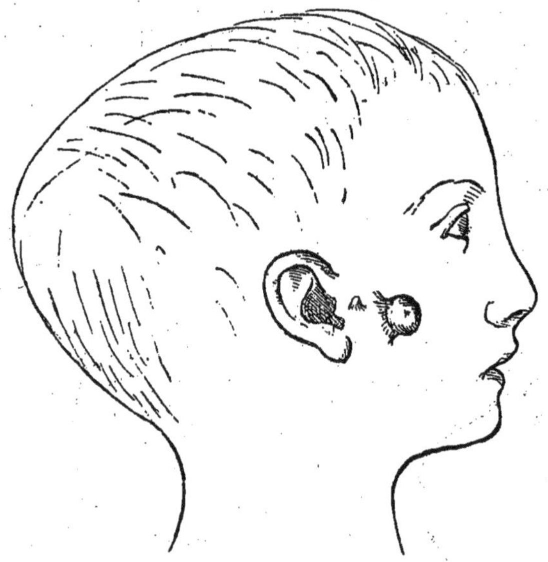

Fig. 7. — Appendices auriculaires.

maux du premier arc branchial qui en seraient restés à une phase ultérieure de développement. — D'après His, le premier arc branchial participe à la formation du pavillon par deux bourgeons, le deuxième, par trois bourgeons, auxquels s'ajoute un sixième bourgeon à l'extrémité supérieure de la fente. Le deuxième arc branchial viendrait donc aussi en considération au point de vue de la production de bourgeons surnuméraires, d'où peuvent résulter des appendices auriculaires. — M. le Dr Voituriez en a communiqué deux observations à la société anatomique de Lille le 5 décembre 1888, (fig. 7).

Certaines cicatrices congénitales (D. Mollière) peuvent, par suite d'adhérences vicieuses, de tiraillements, déterminer des malformations du pavillon, qui en imposent, au prime abord, pour une hypertrophie partielle.

Le développement exagéré du tubercule de Darwin, qui siège, comme on le sait, à la partie postéro-supérieure de l'hélix, se voit assez fréquemment. Il en résulte un pavillon d'aspect particulier, rappelant celui de l'oreille de certaines espèces simiennes.

Morel est le premier qui ait attiré l'attention sur la coexistence de malformations de l'oreille et de troubles psychiques, en particulier de la dégénérescence héréditaire.

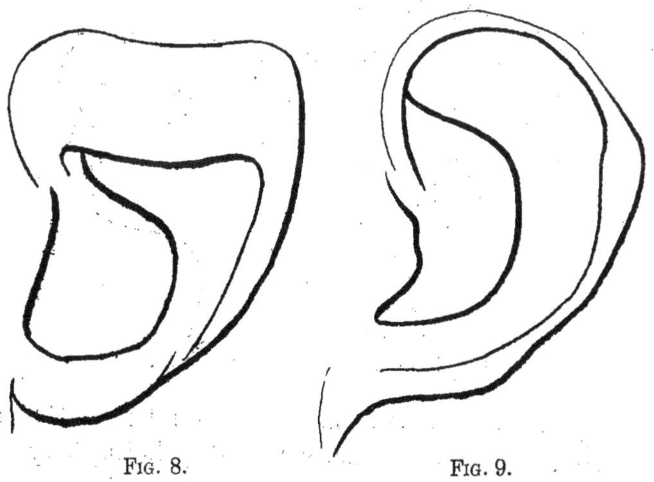

FIG. 8. FIG. 9.

Ces anomalies de l'oreille, observées chez les aliénés, se rencontrent aussi chez certains criminels ; elles ont été spécialement étudiés par Frigerio. (*Rev. d'antropologie criminelle*)

Notre sujet ne nous permet pas d'entrer dans le détail de ces

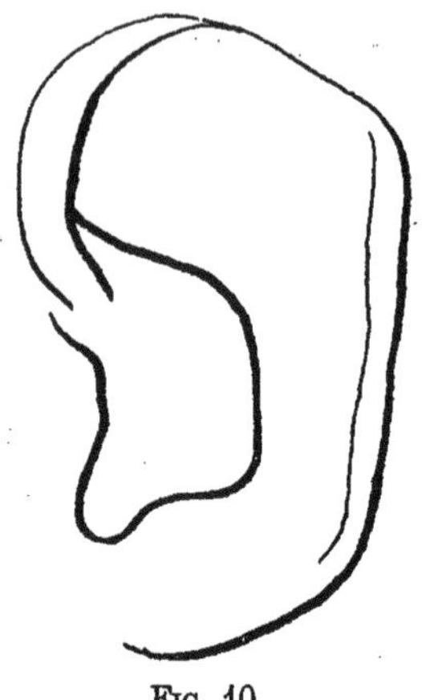

Fig. 10.

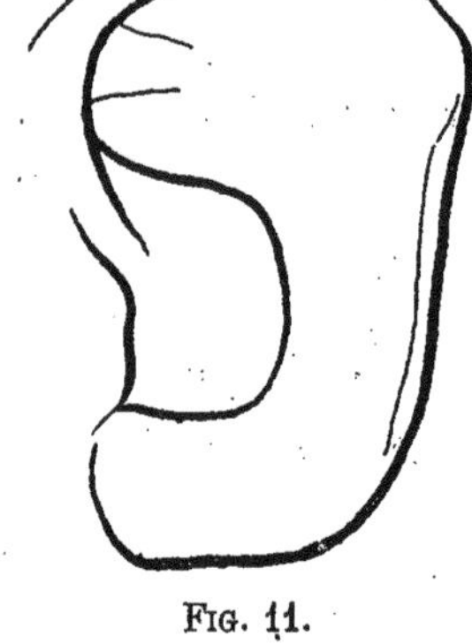

Fig. 11.

déformations multiples ; nous nous bornerons à reproduire les croquis (fig. 8, 9, 10, 11 et 12) des types les mieux définis sans en disserter.

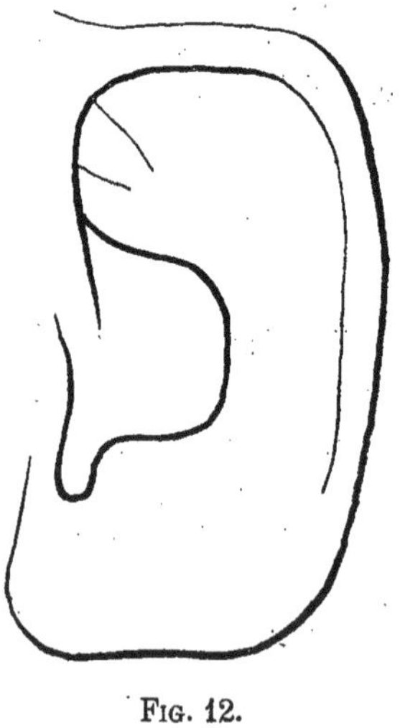

Pour éviter les longueurs, nous signalons simplement les principales anomalies susceptibles d'une réparation otoplastique :

1) développement transversal exagéré du pavillon ;

2) développement du tubercule de Darwin ;

3) hypertrophie du lobule, dont le diamètre égale quelquefois celui du pavillon ;

4) renversement en dehors de l'antitragus.

Fig. 12.

L'excision d'un lambeau triangulaire, pris sur le point hypertrophié du pavillon, suivi de la suture, comme il a été dit au sujet de la macrotie, suffirait pour obtenir une restauration très satisfaisante.

Les appendices auriculaires ne sont justiciables que d'une excision pure et simple.

Observation XVIII. (Daniel Mollière. *Société des Sc. méd. de Lyon*, février 1888).

D. Mollière présente à la Société un jeune homme arrivé à l'hôpital avec une oreille mal formée d'apparence absolument ridicule simulant une oreille de porc. Il fait passer le moule en plâtre de cette oreille. Il a étudié ce cas pendant plusieurs jours et le considère comme résultant d'une cicatrice congénitale; et, en s'appuyant sur le principe suivant, qu'il a posé le premier : il faut attaquer les cicatrices vicieuses au point d'insertion pour en avoir raison, il a sectionné le lobule et relevé l'oreille avec deux points de suture.

L'organe a aussitôt perdu son caractère d'oreille à ressort.

Restait l'exulcération du cartilage ; elle a été reséquée par derrière. Le résultat est une oreille parfaitement constituée.

C'est donc une application du principe unique pour les otoplasties cicatricielles : rechercher et sectionner les insertions.

C). — *Difformités du pavillon par déviation.*

Une forme assez fréquente de malformation congénitale du pavillon de l'oreille, est son enroulement autour de l'axe vertical avec soudure du bord postérieur de l'hélix aux parties antérieures, de façon à recouvrir complètement la région du conduit auditif, qui est alors fermé. — Mais généralement il s'agit d'une simple déviation, d'une exagération de l'ouverture de l'angle auriculo-mastoïdien, sans adhérences vicieuses, ni imperforation du conduit. — Il n'est pas rare non plus de rencontrer des inflexions du pavillon de haut en bas, dans le sens horizontal.

On a été conduit à des remarques intéressantes en ce qui concerne la période de production de ces anomalies du développement. A la fin du 2e mois, comme His l'a indiqué, les parties principales de l'oreille sont déjà reconnaissables; mais, au début du 3e mois, la partie postéro-supérieure du pavillon se détache davantage de la tête et subit un enroulement en avant. Cet enroulement persiste environ pendant quinze jours, après lesquels l'hélix revient en arrière et l'anthélix redevient libre sur toute son étendue. C'est donc à cette période que remonteraient, sous l'influence de conditions défavorables, la formation et la persistance de l'oreille en pointe produite par l'enroulement, puis l'enroulement permanent et surtout l'adhérence du bord postérieur de l'hélix enroulé, avec les parties antérieures, adhérence qui recouvre le conduit auditif et favorise peut-être aussi la formation d'une atrésie du méat. — Il est de coutume, dans le vulgaire, d'attribuer l'écartement du pavillon à l'action de la coiffure. Sans rejeter absolument ce mode de pathogénie, nous croyons plus juste d'attribuer la plupart des cas de malformation légère, à une irrégularité de développement. Nous ne faisons exception que pour certaines vieilles religieuses, dont le bandeau est serré depuis de nombreuses années et même jour et nuit; il en résulte une sorte d'aplatissement de tout le pavillon avec amincissement extrême des téguments de la région mastoïdienne et de la face interne du pavillon.

Quel que soit le degré de la déformation, qu'il s'agisse d'un enroulement complet du pavillon avec adhérences vicieuses, ou d'un écartement peu accentué du pavillon, on ne doit pas hésiter à corriger la difformité par une intervention chirurgicale.

En règle générale, on devra pratiquer, sur la partie postérieure du pavillon, la résection d'un lambeau ovalaire, dont les dimensions et la situation seront réglées par les caractères de la difformité. Rappelant le principe que nous avons posé à la suite des données anatomiques, nous conseillons, en vue de la conservation de l'intégrité de la vascularisation du pavillon, de ne comprendre que la peau dans l'épaisseur de ce lambeau. La résection du cartilage entraînerait nécessairement la perte d'une ou de plusieurs des artères perforantes. — Dans quelques cas rebelles, on devra cependant déroger à cette règle et sectionner le cartilage au niveau de son angle de flexion, ou en exciser une portion ovalaire. — La suture des lèvres de la plaie corrige généralement la malformation. Si celle-ci tend à se reproduire, une opération analogue sera de rigueur.

Nous conseillons pour les cas peu accentués de déviation du pavillon, le procédé suivant. On taille dans la peau de la région mastoïdienne, très près du pli du pavillon, un lambeau cutané triangulaire, adhérent seulement par sa base, et dont le sommet est contigu à l'oreille ; on le mobilise sauf à sa partie supérieure. Ceci fait, dans les téguments de la face postérieure du pavillon on fait une perte de substance triangulaire. On attire ensuite le pavillon en arrière et on fixe le lambeau mastoïdien, par la suture, entre les lèvres de la plaie produite dans le pavillon. La résistance de ce lambeau à la traction suffit pour maintenir l'oreille dans sa position normale. Comme la surface lésée est très minime et recouverte en partie par le pavillon, en partie par les cheveux, il est inutile, après plusieurs mois, de sectionner la bride réparatrice.

Observation XIX. — (Péan. *Clin. Chir.* T. VII, p. 526.)

P., (Marie), trente-deux ans, entre le 31 juillet 1885, salle Denonvilliers, n° 3. Pas d'antécédents morbides héréditaires. Elle serait venue au monde bien conformée et ce serait sa nourrice qui aurait produit la difformité actuelle en attachant son bonnet.

Etat actuel. — Atrophie du pavillon des deux oreilles, mais surtout de la droite. Les parties molles y forment une bandelette très étroite, très mince, laissant apercevoir les cartilages de l'hélix et de l'anthélix, qui sont petits, sans consistance, à peine reconnaissables. Le conduit auditif regarde directement en avant, et même un peu en dedans, à droite ; les parties molles s'étant en quelque sorte recoquevillées.

1er août. — Opération ; incision verticale en arrière du pavillon ; ablation d'un lambeau cutané ; sutures ; il s'ensuit un redressement du pavillon qui, maintenant, regarde en dehors. Compression légère avec une bande de caoutchouc ; pansement antiseptique.

13. — La réunion s'est faite aisément ; le résultat est très satisfaisant.

Observation XX. — (Personnelle).

X..., âgé de deux ans et demi, est porteur d'une difformité congénitale par vice d'orientation des deux pavillons. Ceux-ci, sont situés dans un plan presque transversal, faisant avec la surface de la région mastoïdienne un angle d'environ 85°. Leurs plis et anfractuosités sont normaux. (Fig. 13).

Le 1er septembre 1894, je propose une intervention chirurgicale, aussitôt acceptée.

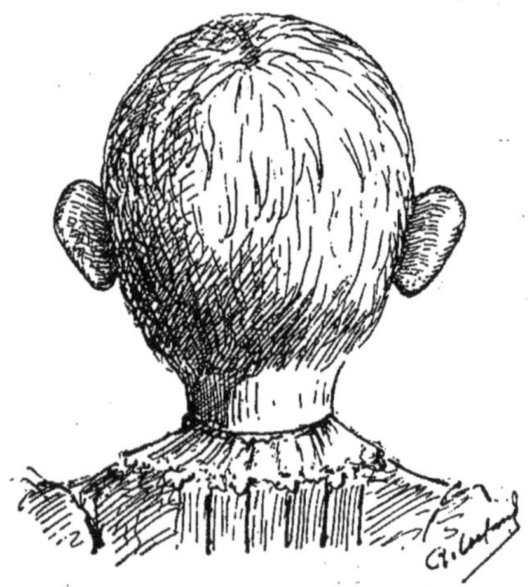

Fig. 13. — Défaut d'orientation des deux pavillons.

Elle se borne simplement, après chloroformisation, à la résection d'un lambeau cutané ovalaire, sur la face interne de chacun des pavillons. Le grand axe de ces lambeaux, parallèle à la plus grande dimension verticale des pavillons, mesure deux centimètres ; la largeur n'excède pas un centimètre et demi. Je ne touche pas au cartilage. La suture est pratiquée au crin de Florence et en surjet. Ces pavillons prennent aussitôt leur orientation normale. Un pansement au collodion iodoformé, et un bandeau maintiennent l'attitude.

Le 5 septembre j'enlève le crin à suture. La réunion est parfaite, et la direction des pavillons n'a pas varié depuis l'intervention. Je conseille cependant le port d'un bandeau pendant une quinzaine de jours.

A la fin de septembre, la correction persistant à se maintenir, les pavillons sont abandonnés à eux-mêmes. La difformité est nulle, la cicatrice invisible.

OBSERVATION XXI. — (Gorham-Bacon, *Arch. of Otology*, 1890, n° 1).

Marthe D...., âgée de 14 ans, me consulte le 14 octobre 1889, pour une difformité du pavillon de l'oreille droite ; elle demande elle-même si une intervention chirurgicale pourrait faire disparaître cette malformation.

Le point d'attache du pavillon de l'oreille droite est légèrement plus élevé qu'à gauche. Le pavillon est replié sur lui-même de telle façon que sa face interne ou postérieure est devenue externe ; les plis et anfractuosités de l'organe sont invisibles ; l'orifice du conduit auditif externe est presque fermé par le pavillon, qui vient s'appliquer au-devant de lui à la façon d'un opercule (fig. 14). Le pavillon malformé est de dimensions légèrement inférieures à celui du côté opposé. Les traits de la face sont un peu déviés vers la gauche.

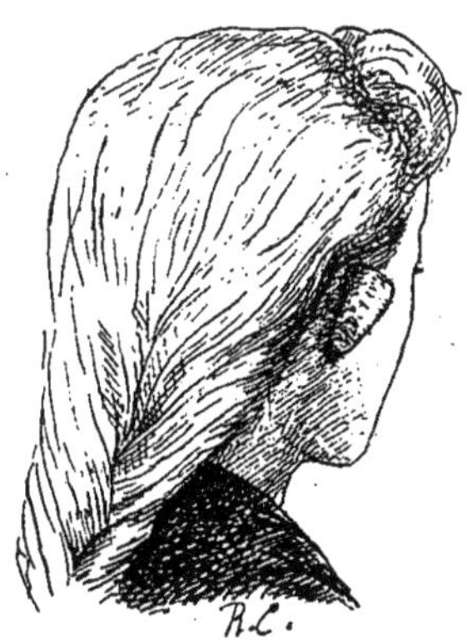

Fig. 14. — Vice d'orientation du pavillon.

Le conduit auditif droit est de petites dimensions. Son diamètre égale à peine celui du conduit gauche, ce qui rend difficile l'examen de la membrane du tympan. Celle-ci est notablement plus petite qu'à gauche et légèrement opaque.

Le tic-tac d'une montre est nettement perçu de l'oreille droite jusqu'à la distance de 15 pouces. Lorsque l'on corrige la malformation en attirant le pavillon en arrière, cette distance est portée à 39 pouces. Les vibrations d'un diapason posé sur le vertex sont parfaitement perçues de l'oreille droite.

Assisté du Dr Adams, médecin de la famille, et du Dr Gibson, qui éthérisait la malade, nous pratiquâmes, le 15 octobre, une opération plastique, qui devait corriger la difformité. Je détachai au bistouri une portion elliptique de la peau et du tissu sous-cutané de la partie postérieure du pavillon, large de 3/4 de pouce et longue de 2 pouces 1/4. L'excision commençait au niveau de la naissance de l'hélix; je la poursuivis presque jusqu'au lobule, au point d'attache inférieur de l'oreille. Ceci fait, je repliai le pavillon sur lui-même, en lui faisant occuper sa position normale, rendant ainsi visibles les plis et dépressions de la face externe. Je ne pratiquai aucune incision intéressant le cartilage. Les lèvres de la plaie furent maintenues en contact à l'aide de huit points de suture, traversant les couches les plus superficielles du fibro-cartilage, attirant le pavillon en arrière et légèrement en haut. Cinq points au catgut complétèrent l'union. Je lavai la plaie au bichlorure (1/3000). Je la saupoudrai d'iodoforme. Un pansement à la gaze antiseptique maintenait l'oreille dans sa nouvelle position.

17 octobre. — Nouveau pansement; la plaie est en excellent état.

27. — J'enlève les points de suture. Pansement antiseptique: sauf dans le point le plus élevé de l'incision, la cicatrisation est complète.

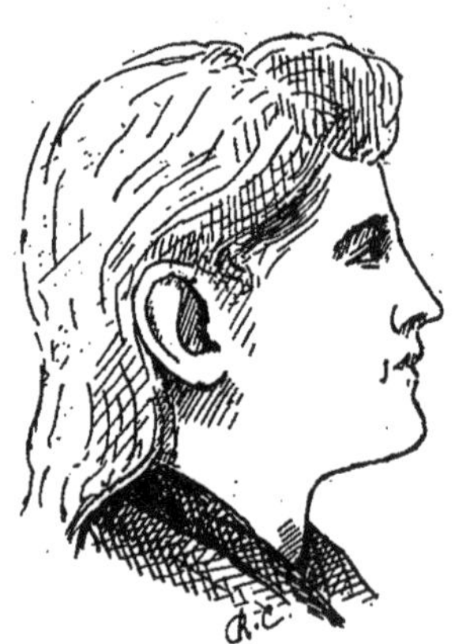

FIG. 15. — Résultat post-opératoire.

6 novembre. — La cicatrisation s'est terminée, mais la correction n'était pas complète. Le pavillon s'écartait de l'apophyse mastoïde, et venait se placer dans un plan presque transversal. Je proposai de suite une nouvelle intervention, aussitôt acceptée.

Après éthérisation je pratiquai une excision, semblable à la première, partant du point le plus élevé de la cicatrice et s'arrêtant au tiers inférieur de celle-ci. Je suturai les deux lèvres de la plaie à l'aide de cinq points de suture. Pansement antiseptique.

7 novembre. — Nouveau pansement.

9 novembre. — Les 5 points de suture sont enlevés. La réunion

est parfaite, et la nouvelle position du pavillon régulière. — Pendant quelques jours je l'assure en appliquant sur le pavillon, à l'aide d'un bandeau, un bourrelet de gaze.

La perception du tic-tac d'une montre est plus nette. La distance à laquelle Marthe X.... le perçoit de l'oreille droite est portée à 60 pouces.

L'acuité auditive est cependant un peu plus accentuée du côté gauche. (Fig. 15).

Observation XXII. — (Personnelle).

Louise M..... âgée de sept ans, est venue au monde avec une ptose du bord libre du pavillon de l'oreille gauche en avant et en bas, (fig. 16). Un médecin essaya de corriger cette difformité, mais cette tentative échoua. — M. le docteur Delassus, consulté par les parents de l'enfant, proposa une nouvelle intervention.

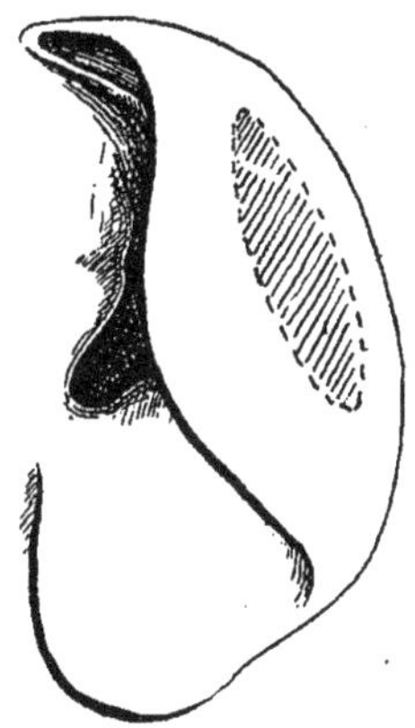

Fig. 16.
Ptose du bord libre du pavillon.

On constate que le pavillon, dans sa moitié supérieure, est ployé sur lui-même de telle façon que la partie postéro-supérieure du bord libre de l'hélix, arrivé au niveau du tragus, cache la cavité de la conque. On redresse facilement le pavillon ; mais, aussitôt lâché, celui-ci reprend sa position anormale.

De plus, aussitôt sa naissance, l'hélix se dirige presque horizontalement en avant, sur une longueur d'environ un centimètre et demi, puis se réfléchit sur lui-même à angle aigu et se continue par le bord libre du pavillon. Cette disposition particulière n'est pas sans influer sur la situation irrégulière de la moitié supérieure de cet organe, sur laquelle s'exerce une traction dès qu'on la replace dans sa position normale. L'élasticité du cartilage au niveau de l'angle de flexion rend aussi impossible le maintien de l'orientation régulière.

L'intervention chirurgicale fut acceptée. Le chirurgien fit d'abord une incision sur la face postérieure du pavillon partant de l'angle antérieur de l'hélix et aboutissant au tiers supérieur de l'insertion du pavillon. Il pratiqua ensuite la résection d'une partie ovalaire des téguments et du cartilage au niveau de l'angle de flexion. Le lambeau excisé mesurait cinq millimètres de largeur sur deux centimètres de longueur. L'angle antérieur de l'hélix fut détaché du reste du pavillon et réséqué. — Des points de suture sont appliqués puis un pansement à la gaze iodoformée.

Huit jours après l'opération, les points de suture furent enlevés ; la réunion était parfaite. L'orientation vicieuse était corrigée en partie. Le pavillon tendait encore à prendre une inclinaison vicieuse qui nécessite une nouvelle intervention (1).

Au lieu de l'inflexion du pavillon en avant on trouve quelquefois une malformation opposée, consistant en l'accolement du pavillon à la région mastoïdienne, grâce à la présence d'un ligament postérieur formant bride.

L'excision de cette adhérence fait disparaître cette légère difformité, surtout si l'on a soin de faire subir aux téguments de la face externe une petite perte de substance ovalaire, dont on rapproche les bords. Le pavillon est ainsi sollicité à reprendre une orientation normale.

D). — *Anomalies par ectopie.*

Nous mentionnons simplement ici les faits très rares d'insertion vicieuse du pavillon ou de ses formes rudimentaires sur des régions anormales.

Le pavillon se trouve plus ou moins abaissé.

Fielitz a vu un pavillon parfaitement conformé sur la joue

(1) Nous n'avons pu, en raison de la date tardive de l'opération, en faire connaître le résultat. La première eut lieu le 4 novembre 1894.

gauche d'un nouveau-né. Le conduit auditif n'était indiqué que par une dépression ; en dehors d'une déviation des muscles de la face et du nez à droite, toutes les parties étaient normales.

On a publié des cas, où le déplacement des pavillons était encore plus considérable, par exemple, vers le cou ou l'épaule. Il s'agit là de malformations généralement au-dessus des ressources de l'art. Tout au plus pourrait-on, dans quelques cas où le pavillon est très rapproché de sa situation normale, l'y entraîner d'une façon définitive par glissement, après l'excision complète d'un lambeau cutané pris du côté opposé à la déviation ; le rapprochement des deux lèvres de la plaie, ainsi produite, pourrait rétablir la symétrie.

E). — *Anomalies par défaut de développement du pavillon.*

Les arrêts de développement du pavillon peuvent varier depuis une simple diminution du volume jusqu'à la réduction complète à de petits appendices cutanés ou cartilagineux. Dans d'autres cas, le pavillon est remplacé par des ébauches rudimentaires de forme variable, souvent cylindriques ou fusiformes, paraissant enroulées autour de l'axe vertical.

Heimnetz rapporte le fait d'un enfant, chez lequel le pavillon était remplacé du côté droit par trois lobules cutanés, du côté gauche par un seul.

Certaines parties du pavillon présentent parfois des entailles, des fissures. Il s'agit alors d'un défaut de développement embryogénique, par suite de non-coalescence des bourgeons primitifs.

L'absence du lobule est une des malformations les plus fréquentes. Rohrer a connu une famille de sept membres, tous privés du lobule des deux côtés. On peut ramener à une période déterminée l'absence de cet appendice, car son développement n'est terminé qu'à la fin du 3e mois ou au début du 4e, (V. Kœlliker).

Ces anomalies, quelque développées qu'elles soient, n'influent pas, en général, sur l'audition. Celle-ci n'est troublée que tant qu'il existe une imperforation du conduit auditif. L'atrésie simple, ou la fermeture membraneuse du méat n'amènent qu'une diminution de l'acuité auditive. Il n'en est pas toujours de même : on rencontre souvent, dans les essais de préparation, après avoir enlevé la peau, du tissu fibreux ou osseux. Politzer a trouvé le méat remplacé par un cordon fibreux de 1 centimètre de long. Dans la plupart de ces cas, l'anneau tympanal fait aussi défaut (Joel), la formation de la membrane du tympan est incomplète ; ou bien celle-ci est remplacée par une lame osseuse.

Nous avons observé deux exemples d'atrophie du pavillon dont nous donnons la description.

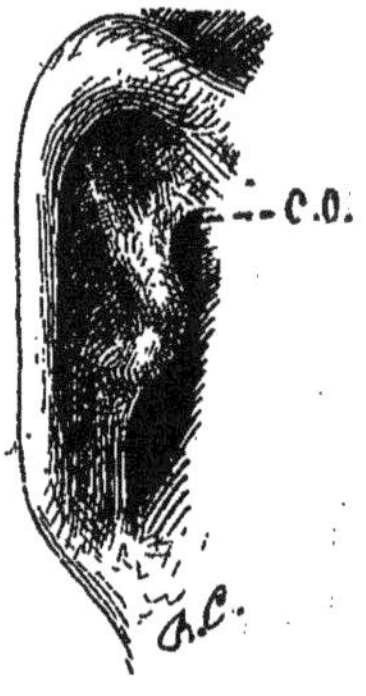

Le premier cas est relatif à un jeune idiot âgé de 17 ans, de Sainghin-en-Mélantois (Nord), atteint de prognathisme.— Le lobule manque totalement à l'oreille gauche ; la cavité de la conque s'étend jusqu'au bord supérieur du pavillon. L'oreille droite (fig. 17) n'offre plus que des formes rudimentaires : le tragus, le lobule et la cavité de la conque font défaut. L'anthélix, de forme très irrégulière, fait saillie en avant et vient recouvrir l'orifice du conduit auditif. L'audition est normale des deux côtés.

C.O.

FIG. 17.

Atrophie du pavillon chez un jeune idiot.

c o. Conduit auditif externe.

Nous avons rencontré le second cas chez un dément âgé de 58 ans, de Louville (Nord). Le pavillon gauche est dévié de son orientation normale : il forme avec la surface mastoïdienne un angle d'environ 85 degrés. L'oreille droite (fig. 18) n'est plus représentée que par un appendice rudimentaire, qui ne rappelle en rien le type normal. Il s'agit probablement ici d'un enroulement complet du pavillon dont le bord postérieur est entièrement soudé aux parties antérieures. L'orifice du conduit auditif externe est obstrué. La texture du pavillon est également modifiée ; on n'éprouve pas, à la palpation, la sensation particulière de résistance que donne l'interposition du fibro-cartilage. L'audition est très affaiblie à droite.

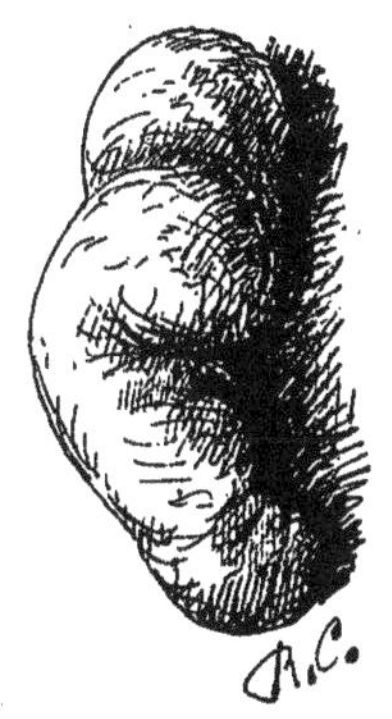

Fig. 18.
Atrophie du pavillon chez un dément.

Les malformations atrophiques du pavillon, du moins pour nos deux cas, n'ont rien à gagner par une opération otoplastique.

L'absence du lobule est un vice de conformation, en réalité peu disgracieux, qui ne nécessite pas absolument une opération réparatrice. On pourrait cependant lui appliquer le procédé de Nélaton, qu'on trouvera décrit plus loin (p. 72).

Les divisions ou fentes congénitales du pavillon, résultant d'une non-coalescence des bourgeons primitifs, sont, en général, lorsque l'atrophie n'est pas très marquée, justiciables d'intervention. L'avivement et la suture des bords rendront la difformité moins sensible.

On pourra être appelé à remédier à l'occlusion de l'orifice externe du conduit auditif. A chaque fois que, par la palpation, on aura reconnu l'obstruction simple du méat par une membrane tégumentaire, on pourra recourir à un procédé, qui ne paraît pas avoir beaucoup tenté la sagacité des chirurgiens puisque nous n'avons pas eu la bonne fortune d'en découvrir de description. Il est possible toutefois que des tentatives aient été poursuivies ; il semble que le succès n'a pas répondu aux espérances des opérateurs, puisque les résultats n'en ont pas été publiés. A défaut d'expérience personnelle et de documents scientifiquement établis, nous croyons devoir proposer le plan opératoire suivant. On pratiquerait sur les téguments, au niveau de l'orifice, une incision cruciale suivant deux diamètres perpendiculaires : on aviverait ensuite la surface interne des quatre lambeaux angulaires obtenus, et la paroi du conduit sur une longueur d'environ 5 millimètres. Les lambeaux seraient rabattus sur le paroi du conduit; les surfaces cruentées seraient maintenues en contact par une mèche de gaze iodoformée, le temps suffisant pour obtenir une adhérence parfaite. — L'audition bénéficierait peut-être de cette intervention.

Le procédé de Dieffenbach est applicable aux malformations par absence de l'hélix ou d'une partie de l'anthélix. On peut espérer, par l'emploi de cette méthode, faire perdre à la difformité ce qu'elle a de choquant.

De Renzi l'aurait appliquée avec succès, en observant le manuel opératoire suivant :

1er Temps. — On commence par exciser, régulariser, rafraîchir le bord altéré de l'oreille. On incise ensuite en haut en bas, ou bien à la partie postérieure de la conque, les téguments qui recouvrent la tempe, l'apophyse mastoïde, ou l'échancrure sous-auriculaire du cou, un peu plus près du conduit auditif que du niveau du bord avivé, et dans une direction parallèle à ce bord. Une autre incision plus ou moins longue, pratiquée à chaque extrémité de la première permet de donner au lambeau la forme et l'étendue qu'on désire, étendue qui doit être au moins de moitié plus considérable que ne semblerait l'indiquer la perte de substance. En disséquant ce lambeau dans une direction excentrique, c'est-à-dire de la première plaie vers son bord adhérent, il importe de renverser avec lui une couche assez épaisse du tissu cellulaire, qui en double la face postérieure et qui lui apporte la nutrition et la vie.

2e Temps. — Le chirurgien adapte aussitôt le bord libre de l'opercule à la plaie saignante de l'oreille externe, en opère la réunion à l'aide d'aiguilles fines et courtes, de points de suture entortillée, délicatement placés. Pour terminer, il n'a plus qu'à passer, derrière l'espèce de pont qui résulte de cet agencement, une bandelette de linge enduite de cérat, et dont le but est de prévenir le recollement de la peau disséquée. Après avoir enveloppé le tout de compresses imbibées d'eau de guimauve tiède, on reporte ou on abandonne le malade dans son lit. Au bout de trois, quatre ou cinq jours, si l'agglutination est bien faite, on peut enlever les aiguilles, celles du moins qui correspondent aux points les plus solides. Dans le cas contraire, on voit s'il ne serait pas utile d'en remettre de nouvelles à la place de quelques-unes des premières. Quand la cicatrice est solide, c'est-à-dire du quinzième au trentième jour, on sépare du crâne le lambeau tégumentaire, qui, devenu libre, réclame de nouveaux soins.

3e temps. — Il convient d'abord de faire disparaître les inégalités de ce lambeau, d'en arrondir les angles, en un mot, de régulariser son bord externe. Dans la crainte qu'il se mortifie, on le panse de nouveau, pendant quelques jours, avec des émollients ; ensuite, on le traite, ainsi que la plaie qu'il a laissée sur la tête, comme toute autre solution de continuité. En se ré'ractant, il s'épaissit, se durcit, prend la forme d'un bourrelet, rougit après avoir pâli, et reste longtemps plus coloré que les points environnants de l'oreille externe. C'est ainsi, du moins, que les choses se sont passées dans le cas rapporté par Dieffenbach.

Au lieu d'emprunter le lambeau à la région mastoïdienne, on pourrait, selon la méthode italienne, recourir aux téguments du bras ou de la main.

§ II. — **Difformités acquises.**

La présence de corps étrangers dans le pavillon, en particulier de boucles d'oreilles pesantes et longtemps supportées, est une cause assez fréquente de malformations. Ces ornements, habituellement inoffensifs, sont susceptibles de déterminer, par suite de leur poids relativement considérable, divers accidents, tels que l'abaissement, l'allongement disgracieux et pénible, parfois même la déchirure du lobule.

Dans son service à St-Louis, Nélaton a eu l'occasion d'observer une jeune fille, dont les lobules étaient réduits en plusieurs lambeaux, par suite de l'action de boucles d'oreilles appliquées successivement en plusieurs points.

Il a été de mode de les remplacer par des boucles en forme de mors, de serre-fines pinçant le lobule sans le perforer. Mais la pression continue exercée contre les deux faces du lobule finit généralement par entraîner des accidents analogues à ceux cités à propos de la compression.

Pour les éviter on a imaginé le système suivant : le lobule perforé est traversé par une tige portant à son extrémité externe un bijou quelconque, et à son extrémité interne une petite virole plate que l'on éloigne à volonté de la peau à l'aide d'un pas de vis extrêmement fin. Or il peut arriver, comme cela a eu lieu dans un cas rapporté par M. de St-Germain, (*Gazette des Hôpitaux*, août 1873), que cette virole pénètre par l'ouverture interne, dans les tissus, y séjourne et y détermine, à la manière d'un corps étranger, des accidents inflammatoires d'une certaine importance.

L'allongement hypertrophique des lambeaux du lobule divisé, s'observe quelquefois ; Bryant en rapporte un exemple remarquable.

On a vu également prendre naissance, au niveau des deux orifices du trajet artificiellement pratiqué par les bijoutiers pour le maintien des boucles, des tumeurs arrondies de volume très variable et de texture fibreuse, généralement au nombre de deux, affectant la disposition dite en bouton de chemise

Moos a signalé l'hypertrophie du lobule par suite d'augmentation de volume des glandes sébacées. Ménière a observé une hypertrophie des deux pavillons chez un homme de 34 ans, qui s'était produite sans cause connue. Gruber a vu une jeune fille de 10 ans avec un gonflement inflammatoire des deux lobules datant de deux ans, les autres parties des pavillons étaient normales.

Ces difformités diverses sont facilement curables.

A l'aide d'un procédé opératoire analogue à celui de la cure du bec-de-lièvre, on corrige d'une façon très satisfaisante les morcellements du lobule. Les bords de la fente sont avivés et suturés.

Il est bon, suivant un précepte déjà suivi, de tailler dans l'un des bords de la division, un court lambeau, adhérent par sa base à l'extrémité inférieure du lobe correspondant, qui viendra après la suture combler la légère dépression cicatricielle qui sépare les parties réunies, après réunion simple. — S'il existe plus de deux lambeaux, on pourra reséquer entièrement les lambeaux médians et procéder ensuite à la suture des lobes antérieurs et postérieurs seuls.

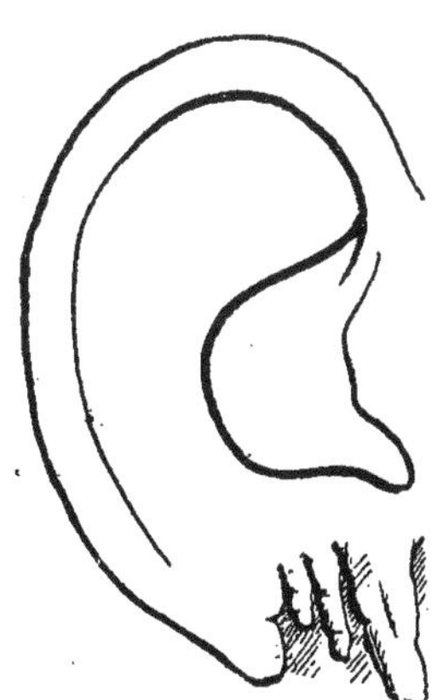

Fig. 19. — Déchirures du lobule (par boucle d'oreille).

Enfin, si la lacération du lobule est telle, qu'elle n'est susceptible d'aucune réparation, le chirurgien peut procéder à la réfection totale de cet appendice, en suivant la méthode décrite par Nélaton.

Procédé opératoire. (Fig. 19, 20, 21). — Un lambeau de forme ovalaire est pris, immédiatement au-dessous du conduit auditif externe, sur la peau de la région mastoïdienne. Les incisions qui servent à la circonscrire sont tracées de façon qu'il n'y ait aucun tiraillement. La grande extrémité de ce lambeau est en bas ; on commence par elle sa dissection et l'on arrive ainsi jusqu'à sa petite extrémité, qui est en haut et qui est restée seule adhérente pour conserver les vaisseaux nécessaires à la nutrition.

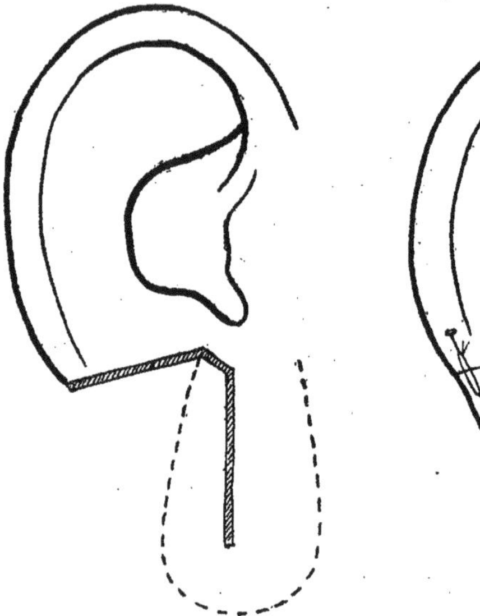

FIG. 20. — Limites du lambeau réparateur.

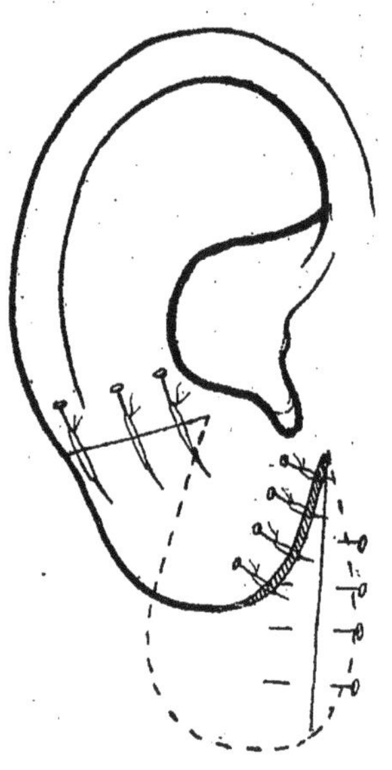

FIG. 21. — Résultat définitif.

Au milieu de ce lambeau est la partie sur laquelle s'implantait autrefois le lobule ; elle est avivée de toute l'épaisseur qu'avait cette implantation. Cet avivement permet, dès que le lambeau est rendu mobile, de l'attirer par son centre, en le repliant de façon à suturer, avec la partie avivée du pavillon, la partie avivée du côté de la peau. Une fois cette partie centrale appliquée et maintenue par les sutures, on replie le lambeau, de façon que les deux moitiés de la face cruentée, viennent se mettre en contact et que, par cet adossement, le lambeau tout entier prenne le siège et la forme aplatie d'un lobule normal. Les bords de ce nouveau lobule sont complétement isolés, excepté au niveau de la partie adhérente à la plaie, qui reste là où avait été près le lambeau ; pour éviter que les bords saignants aient quelque tendance à s'écarter et à reprendre leur place primitive, il est bon de les réunir l'un à l'autre à l'aide de serre-fines et de faire disparaître en même temps la plaie sous-jacente, en rapprochant ses bords avec 2-3 points de suture entortillée.

Observation XXIII. (M. le Dr Péan *Chir. clin.* T. VII, p. 526-527). — *Déchirure du lobule de l'oreille droite, section par une boucle d'oreille, chez une strumeuse. — Restauration.*

Lanel (Louise), vingt-deux ans, bijoutière, entre dans le service le 15 décembre 1886. Le père est mort tuberculeux ; le frère est atteint de mal de Pott. Cette jeune fille a été atteinte dans son jeune âge d'un abcès de la région axillaire. L'état général est satisfaisant. Elle portait depuis quatre ans des boucles d'oreilles, lorsque, il y a six mois, elle s'est aperçue que l'orifice du côté droit s'agrandissait ; peu à peu la section du lobule s'est faite.

Avivement des deux surfaces de section cicatrisées : sutures antérieure et postérieure au crin de Florence. Pansement antiseptique.

16. — En défaisant le pansement, on constate que le lobule, et la presque totalité de l'oreille sont œdématiés : mais il n'y a pas de phénomènes inflammatoires. Le pansement est refait ; nouvelle compression plus régulière.

18. — L'œdème a totalement disparu. La réunion paraît complète ; les fils de suture sont enlevés. Quinze jours après, il y avait à peine une cicatrice linéaire, indiquant le point où avait eu lieu l'avivement.

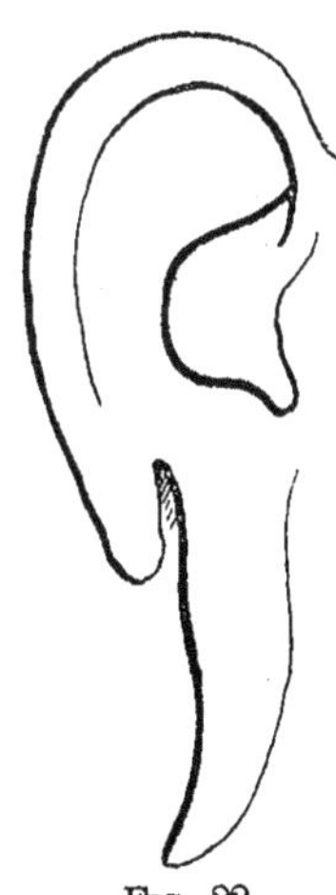

Fig. 22. Division du lobule par boucle d'oreille, avec allongement polypiforme du lambeau antérieur.

Observation XXIV (Bryant. *Pratice of Surgery*).

Division totale du lobule, avec allongement polypiforme du lambeau antérieur (fig. 22). Egalisation des deux lobes, avivement et suture de leurs bords. L'oreille reprit par la suite sa forme normale.

Observation XXV. (Personnelle).

A. B., 7 ans, de Lille, présente depuis quelque temps un écoulement purulent du lobule de l'oreille droite, par le conduit pratiqué pour la pose d'une boucle d'oreille. Le lobule est légèrement augmenté de volume, à peine douloureux. — M. Delassus, consulté, introduit dans l'orifice du trajet un stylet très mince, et sent nettement la présence d'un corps etranger. L'orifice est agrandi et il retire sans peine le bouton en cuivre qui, à l'aide d'un pas de vis, empêchait le support de la boucle de se détacher. — L'écoulement purulent cessa complétement à partir du moment de l'intervention.

Observation XXVI. (Personnelle).

X., 30 ans, terrassier, d'intelligence très bornée, raconte à M. le Dr Delassus que, s'étant couché la veille sur le bord d'un fossé, il fut piqué à l'oreille par un insecte qu'il n'a pu reconnaître et qu'il suppose être une araignée ou une fourmi.

Le pavillon de l'oreille est rouge, d'aspect phlegmoneux. Dans le fond de la conque, on voit un point violacé, siège probable de la piqûre. Fièvre ; douleurs. — Cataplasmes. — Le malade revient quelques jours après ; il s'est formé un abcès au point piqué. M. Delassus incise, et place dans la cavité un drain de 3 millimètres de diamètre sur 2 centimètres de longueur. — Pansement à l'ouate antiseptique. — A l'une des visites suivantes, l'individu revient avec son pansement dérangé. Le drain est absent. L'écoulement étant insignifiant, on ne le remplace pas. Quelques semaines après, frappé de l'existence et de la persistance d'un écoulement purulent se faisant par l'orifice de la plaie, le blessé revient chez M. Delassus. Celui-ci croit immédiatement à la nécrose d'un point du cartilage, et débride la peau. Sous celle-ci se trouvait le drain primitivement placé, cause de l'écoulement. Après enlèvement du corps du délit, la guérison fut complète en quelques jours.

Les divisions anciennes du pavillon de l'oreille, les pertes de substance consécutives à une nécrose, à une ulcération ou à l'action de projectiles, amènent des difformités d'aspects et d'importance très variés, mais généralement curables, quelque soit le siège de la solution de continuité.

Ces divisions doivent être ramenées aux conditions de plaies récentes par avivement de leurs bords, et sont ensuite traitées comme telles.

Le pavillon restauré conservera, à très peu près, sa conformation naturelle ; ses dimenssions seules seront plus ou moins réduites selon l'importance de la perte de substance.

OBSERVATION XXVII. (Personnelle).

Louis F..., âgé de 8 ans, de Sainghin-en-Mélantois (Nord), issu de parents tuberculeux, est manifestement atteint de la diathèse scrofuleuse. Il porte sur la figure, le cou et les membres les cicatrices de nombreux abcès froids. Il y a un an, un abcès apparut au niveau de la conque de l'oreille gauche. En quelques jours, il se termina par la nécrose du fibro-cartilage et des téguments, aboutissant à une perte de substance d'une hauteur d'un centimètre et demi, s'étendant (fig. 23) de la partie moyenne de la cavité de la conque, au bord libre du pavillon. Un médecin, consulté par les parents de l'enfant, se contenta de suturer les bords de la solution de continuité au niveau de l'hélix. La réunion se fit rapidement.

Actuellement le pavillon porte une ouverture irrégulièrement rectangulaire, d'un centimètre 1/2 de hauteur, sur deux centimètres de largeur, allant de la cavité de la conque à la partie postérieure de l'anthélix; les bords en sont remarquablement sains. — En rapprochant l'un de l'autre les deux bords verticaux de l'ouverture, on arrive à faire disparaître la difformité d'une façon très satisfaisante ; les dimensions en largeur du pavillon sont réduites, mais les plis de cet appendice sont peu modifiés. L'avivement des bords de la fenêtre suivi de la suture pratiquée entre les bords externe et interne donnerait donc un résultat très satisfaisant. Nous proposâmes, avec M. le Docteur Meurisse, de Cysoing (Nord) de procéder à cette petite opération. L'intervention fut refusée. — Nous remarquâmes, sur le pavillon dont nous parlons, une malformation qui ne nous a paru signalée par aucun auteur. La cavité circonscrite par le bord de

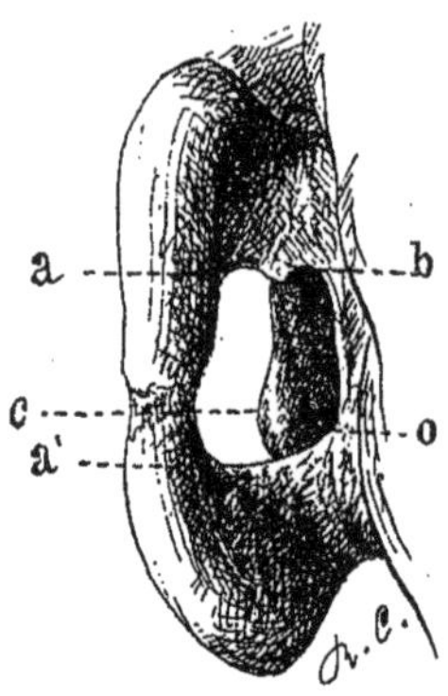

Fig. 23. — Perte de substance du pavillon.

aa'. Bord externe de l'ouverture.
b. Divercule de la gouttière de l'hélix.
o. Orifice du conduit auditif externe.

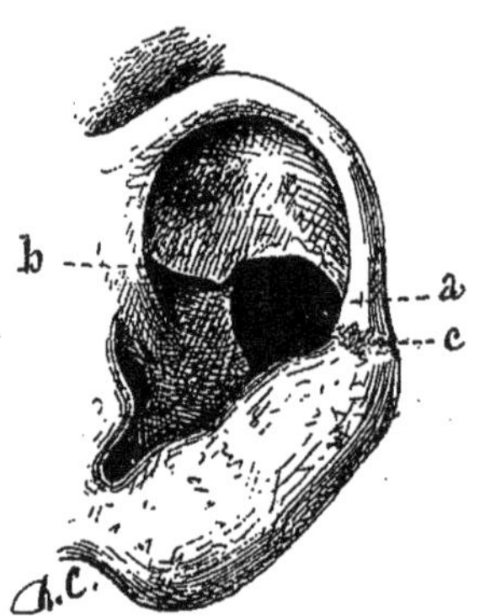

Fig. 24. — Face externe du pavillon.

a. Ouverture.
b. Diverticule de la gouttière de l'hélix.

l'hélix se prolongeait à la partie antéro-supérieure du pavillon (fig. 24) sous les téguments, sur une longueur de 15 millimètres et s'y terminait en angle très aigu.

Observation XXVIII. (Randall. In *Arch. of Otology*, New-York, 1892, p. 163-165). — *Essai de reconstitution de la totalité d'un pavillon d'oreille complètement arraché par une morsure.*

Le nommé Martin, journalier, sujet Irlandais, âgé de 30 ans, vint à ma consultation, chercher remède à une difformité par absence totale du pavillon de l'oreille gauche. — Dans sa jeunesse, un de ses petits camarades, sous le fallacieux prétexte de lui dire un mot tout bas à l'oreille, s'approcha de lui, et d'un coup de dents, lui arracha totalement le pavillon gauche.

Le blessé, depuis ce temps, masque légèrement sa difformité à l'aide de ses cheveux ; elle n'en est guère moins hideuse; un développement exagéré du pavillon de l'oreille droite le fait encore ressortir davantage. Il ne reste de l'organe que le tragus et la portion de la conque qui borde le méat du conduit auditif externe.

Une large cicatrice, d'aspect analogue à celle qui suit une brûlure, s'étend sur les téguments de la branche montante du maxillaire, et remonte jusqu'au point le plus élevé de la base d'implantation du pavillon enlevé. La peau de la région mastoïdienne est indemne et d'une largeur suffisante pour justifier une tentative de restauration otoplastique, quoique l'on soit réduit à prendre, comme soutien indispensable du lambeau réparateur, le cartilage seul du conduit auditif.

Je procédai le 4 avril 1893 à l'opération demandée. Le malade fut anesthésié par l'éther. Je détachai d'abord, sur la plus grande profondeur possible, les tissus cutanés et le cartilage recouvrant la moitié postérieure de la paroi du conduit auditif, de façon à les mobiliser. — Puis, par une incision ovalaire, intéressant la peau et le tissu cellulaire sous-cutané, je limitai sur les téguments de la région mastoïdienne, un lambeau destiné à former le pavillon nouveau

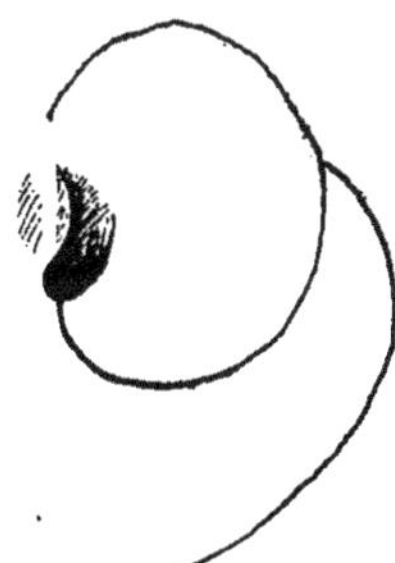

Fig. 25. — Tracé du lambeau ovalaire pris sur la région mastoïdienne, après dégagement de la peau et du cartilage de la moitié postérieure du conduit auditif externe; au-dessous se trouve le lambeau en forme de croissant.

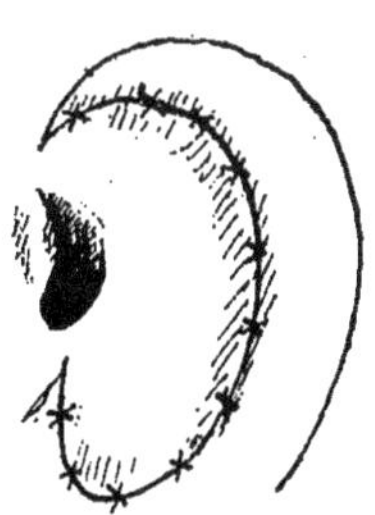

Fig. 26. — Le lambeau en forme de croissant a été mobilisé sur la région mastoïdienne ; il y est suturé.

(fig. 25). Sa face profonde fut disséquée de sorte qu'il ne resta adhérent que par un mince pédicule antérieur. A l'aide de points de suture il fut fixé à la portion des tissus de la paroi du conduit auditif mobilisé précédemment. Le lambeau fut écarté de la face latérale de la tête. — Restait une plaie très large au niveau de l'apophyse mastoïde, qui fut comblée par un lambeau en forme de croissant, pris un peu plus bas que le premier, mobilisé et suturé de façon à combler la perte de substance, (fig. 25 et 26). — Pansement sec. J'introduisis une mèche de gaze anseptique dans le conduit auditif, dans le but de fournir un soutien au fibro-cartilage mobilisé.

La guérison fut rapide, sans aucune complication.

Dans les trois semaines qui suivirent, il y eut très peu de rétraction. La cicatrisation de la surface cruentée du nouveau pavillon fut complète, et les adhérences très solides.

Le résultat était satisfaisant : le pavillon obtenu était évidemment de dimensions très réduites. Le lobule était reconstitué, sa longueur normale. Mais la portion du pavillon située au-dessus du conduit auditif était très insuffisante et faisait contraster singulièrement le nouvel organe avec le pavillon droit aux dimensions exagérées.

Le malade, satisfait d'un premier succès et désireux de s'améliorer davantage, vint de nouveau réclamer mon aide. — Je procédai alors à une seconde opération.

Je proposai au sujet d'exciser dans le pavillon droit un lambeau angulaire, que j'aurais greffé sur le pavillon rudimentaire que j'avais formé ; l'oreille droite aurait certes bénéficié de cette excision. Mais le malade s'y opposa.

J'eus alors recours à l'oreille d'un fort lapin gris. — Le pavillon que j'avais obtenu devait tenir lieu d'anthélix. — Après avoir reséqué sur l'oreille du lapin la peau poilue de la surface extérieure, je taillai dans le pavillon un lambeau presque circulaire, intéressant le reste de l'épaisseur de cet organe, c'est-à-dire le fibro-cartilage et la peau glabre de la face interne. La partie enlevée mesurait environ 40 millimètres de diamètre. Ce lambeau fut taillé aux ciseaux en un point de sa circonférence de façon à pouvoir l'appliquer exactement bord à bord, au niveau de la partie postéro-supérieure du pavillon en projet d'amélioration, la face cruentée tournée en dehors. — La périphérie en fut fixée provisoirement aux téguments du crâne grâce à une incision courbe pratiquée sur ceux-ci (fig. 27). Un tampon d'ouate aseptique fut interposé entre le crâne et le pavillon. — Un pansement iodoformé sec maintenait le tout, grâce à une pression calculée.

La réunion des tissus fut prompte et parfaite en presque tous les points.

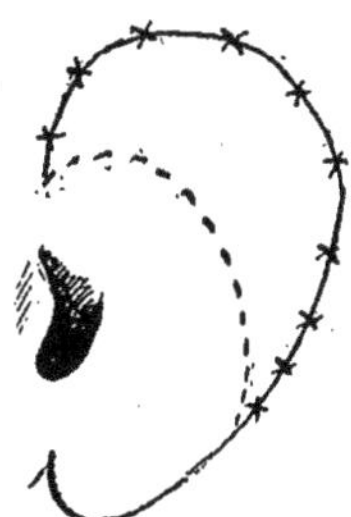

Fig. 27. — Seconde opération; greffe d'un fragment de l'oreille d'un lapin.

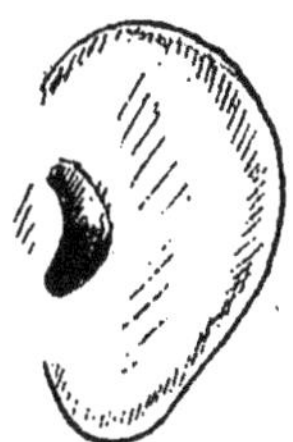

Fig. 28. — Résultat obtenu quatre semaines après la seconde opération otoplastique.

Néanmoins une abondante sécrétion purulente se faisait au niveau de la plaie. Une rétraction cicatricielle croissante se produisit, au point que les dimensions du pavillon se réduisirent presque à celles de l'organe après la première opération.

Au bout de 4 semaines, la guérison fut complète ; les pansements n'étaient plus nécessaires. La fig. 28 représente exactement l'état de l'oreille à ce moment.

Le pavillon avait une tendance à se placer dans le plan transversal; ceci devait vraisemblablement s'attribuer à une pression vicieuse résultant d'une mauvaise application du pansement.

L'orifice du conduit auditif ne se rétracta pas ; mais le fibro-cartilage déplacé tendait un peu à reprendre sa position primitive.

La cicatrice très étendue située derrière le pavillon, frappe l'œil par sa couleur rougeâtre ; elle est même plus visible que celle qui existe au niveau de la branche montante du maxillaire.

L'acuité auditive n'a nullement souffert de l'intervention.

Le résultat que j'ai acquis, ajoute le chirurgien américain, montre assez quelles sont les limites d'action de la chirurgie réparatrice, dans ce cas et les analogues. Peut-être l'intervention que je viens d'exposer suggèrera-t-elle à d'autres des moyens de réparation plus heureux.

Nous ne mentionnons les brûlures que pour signaler les adhérences vicieuses, qui peuvent résulter d'une cicatrisation mal dirigée, telles que l'adhérence du pavillon aux téguments du crâne, le rétrécissement et l'occlusion du conduit auditif externe. Nous avons rencontré chez un enfant de 12 ans, une brûlure de tout le côté gauche de la face et du crâne, qui aboutit à une adhérence complète du bord libre du pavillon, lui-même très réduit, aux téguments de la région temporale ; le conduit auditif était entièrement recouvert. — Il importe donc que le chirurgien surveille de très près le travail de cicatrisation des plaies étendues de la région.

CHAPITRE V.

TRAITEMENT AUTOPLATIQUE DES TUMEURS DU PAVILLON DE L'OREILLE.

Le pavillon de l'oreille est le siège de tumeurs variés.

Tumeurs fibreuses. — Les fibromes se développent surtout au lobule, sur le trajet cicatriciel du passage des boucles d'oreille, on l'a vu plus haut. (fig. 29) C'est pourquoi, d'après O. Sthel, on les observe si souvent chez les négresses, qui ont l'habitude de porter des boucles d'oreille lourdes et volumineuses. On comprend pourquoi, dans ce cas, la tumeur est symétrique.

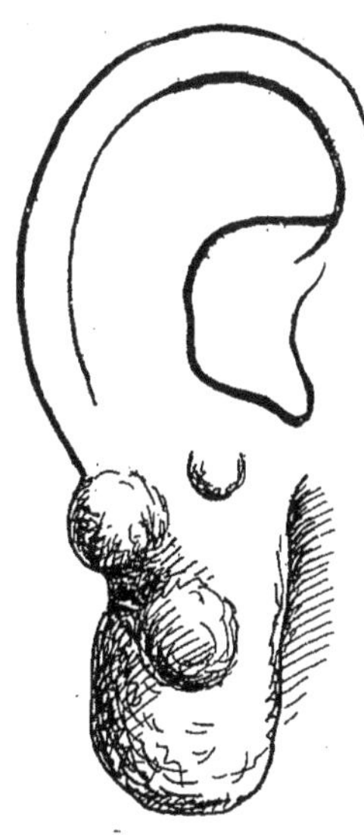

Fig. 29, — Fibromes multiples du lobule.

Triquet a observé une tumeur de ce genre sur la face interne du pavillon ; mais ce cas doit être considéré comme exceptionnel.

Quelques auteurs pensent qu'il s'agit là d'une chéloïde.

On a signalé chez les Esquimaux la fréquence d'une tumeur occupant le lobule de l'oreille, quelquefois des deux, tumeur acquérant parfois le volume d'un gros poing d'enfant ; cette tumeur ne serait autre qu'une chéloïde énorme.

Ces tumeurs sont dures, arrondies ; elles ne dépassent pas d'ordinaire le volume d'un œuf de poule ; leur marche est très lente ; leur dureté spéciale les fait aisément distinguer des autres tumeurs qui se développent dans cette région.

Leur ablation doit être faite aussitôt que possible.

Tumeurs cancéreuses. — La forme la plus fréquente observée sur le pavillon est le cancroïde. Tantôt il prend naissance sur le pavillon, tantôt il l'atteint secondairement. Il débute par de petites saillies verruqueuses, qui ne tardent pas à s'ulcérer et à envahir, en les détruisant, les tissus voisins. Le pavillon est bientôt détruit dans sa totalité ; et le conduit auditif lui-même est rapidement envahi, si l'on n'a soin d'arrêter les progrès de cette destruction, par l'excision, ou tout au moins par d'énergiques cautérisations.

Le Dr Campbell dit avoir observé, en même temps que le goître, chez les habitants de la vallée de Nipol, des tumeurs auriculaires charnues, inégales et analogues, dans leur structure, au sarcome. Ces tumeurs, de nature probablement cancéreuse, sont très gênantes pour l'audition, parce qu'elles attirent fortement en bas le pavillon, de telle sorte que le méat auditif se trouve complétement fermé.

Elles doivent être traitées par la cautérisation, la ligature, l'excision, ou même, suivant le conseil de M. Bouisson, par l'amputation partielle ou totale du pavillon.

Lorsque les épithéliomes se développent dans le pavillon de l'oreille, ils donnent lieu à de petites tumeurs indurées, qui s'ulcèrent habituellement de bonne heure et revêtent des caractères que l'on observe dans les tumeurs qui se développent autour des orifices des autres régions de la face. — Un peu plus tard, les ganglions qu'ils reçoivent de la région, s'engorgent, et, à l'état local, se joignent les symptômes généraux caractéristiques. — Chez certains malades, l'épithéliome, au lieu de prendre naissance à la surface de la peau, débute au contact du tissu cellulaire sous-cutané, s'étend dans cette couche, sur les deux faces du pavillon et du conduit auditif et donne lieu à une tumeur bosselée, lobulée, adhérente à la peau, par places, de couleur bleuâtre et comme indépendante des téguments amincis sur d'autres places. Elle peut dédoubler les téguments du pavillon et acquérir un grand volume sans déterminer une ulcération, même au niveau des points circonscrits qui semblent faire corps avec la surface de la tumeur. Dans un cas de ce genre observé à l'hôpital St-Louis, la dureté de ces lobes était analogue à celle des enchondrômes si fréquents de cette région.

L'othématome, si fréquent chez les aliénés et les lutteurs de profession, n'est justiciable de l'extirpation que dans certaines circonstances particulières, telles que sa calcification, la suppuration, la déformation consécutive de l'oreille externe.

Les kystes du pavillon doivent en général être extirpés, mais sans participation du fibro-cartilage et des téguments. Seuls, les kystes dermoïdes, en vertu de leur adhérence, exigent une opération plus complète.

Les tumeurs éléphantiasiques sont susceptibles d'excision suivie d'otoplastie ; il en est de même des tumeurs enchondromateuses.

Certaines tumeurs crétacées, presque uniquement formées d'urates, fréquemment observées sur les pavillons des goutteux, n'en appellent d'aucun traitement chirurgical.

L'exérèse simple de ces diverses tumeurs suffit pour écarter la récidive ; mais, si on se borne à l'exérèse, c'est au prix d'une difformité, qui exige la reconstitution esthétique d'une portion du visage aussi visible que le pavillon. On devra réunir ensemble les parties restantes du pavillon, après l'ablation de la partie malade, par une incision en V, ou de toute autre forme, variable selon les circonstances, permettant de pratiquer la suture.

OBSERVATION XXIX. (Personnelle.)

Un valet de ferme, alors âgé de 43 ans, s'aperçoit qu'il porte au milieu de l'hélix du pavillon de l'oreille droite un petit noyau superficiel dur, qui avait passé inaperçu jusque-là. Ce noyau est toujours indolore, parfois prurigineux, s'exfolie de temps en temps comme le fait un papillome. Pendant longtemps le malade n'y attacha aucune importance. Vers la fin de 1891, il semble que la tumeur subisse un minine accroissement, qui attire l'attention et amène à demander conseil à M. Delangle, médecin de Steenwerck (Nord). A partir de ce moment des cautérisations sont répétées assidument et successivement au moyen du chlorure de zinc, de l'acide azotique, du thermocautère. Plusieurs fois la guérison paraît obtenue; mais, au bout d'un temps variable, la récidive se manifeste. Enfin le malade, fatigué de ces insuccès, abandonne la tumeur à elle-même.

Au commencement de 1892, la tumeur se développe de plus en plus ; elle cesse d'avoir les dimensions d'une verrue de quelques millimètres ; elle s'étend en largeur, devient de plus en plus saillante et tend à devenir globuleuse.

Lorsqu'elle atteint le volume d'une grosse amande, le malade se décide à prendre de nouveau les conseils de M. Delangle, qui, cette fois, conseille de ne plus s'en tenir aux caustiques et de recourir sans plus tarder à l'ablation de toute la tumeur.

Le malade est amené à M. Guermonprez et l'opération est immédiatement acceptée.

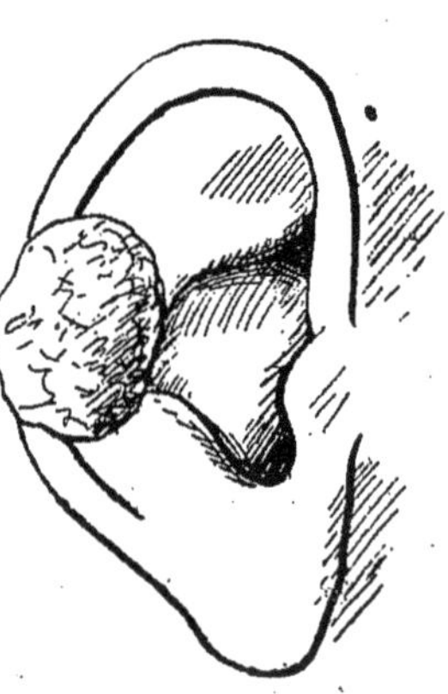

FIG. 30.

A ce moment la tumeur occupe une grande partie de la moitié postérieure de la face antéro-externe du pavillon et la partie médiane du bord postérieur de l'hélix (fig. 30). Elle est régulièrement ovoïde, à grand axe vertical ; sa surface offre quelques légères aspérités dues à une desquamation des parties épidermiques. Elle est nettement limitée, même un peu étranglée à sa base. Son grand axe mesure 25 $^{m}/_{m}$, son diamètre transversal 20 $^{m}/_{m}$; sa surface d'implantation mesure de 2 à 3 $^{m}/_{m}$ de moins dans les mêmes mensurations. Elle fait une saillie de 6 à 8 $^{m}/_{m}$. La surface en est régulière, sans lobes ni lobules. La couleur est grisâtre avec quelques marbrures rosées. Aucune ulcération n'est visible. La surface est sensible au contact, au point que le malade ne peut reposer la nuit s'il a le côté droit de la tête sur l'oreiller.

Le reste de l'oreille est remarquablement sain. Au cou et à la nuque on ne remarque aucune trace d'adénopathie secondaire.

Le 13 juin 1892, l'opération est pratiquée à la maison St-Camille par M. Guermonprez. Deux incisions, faites aux ciseaux (fig. 31), furent

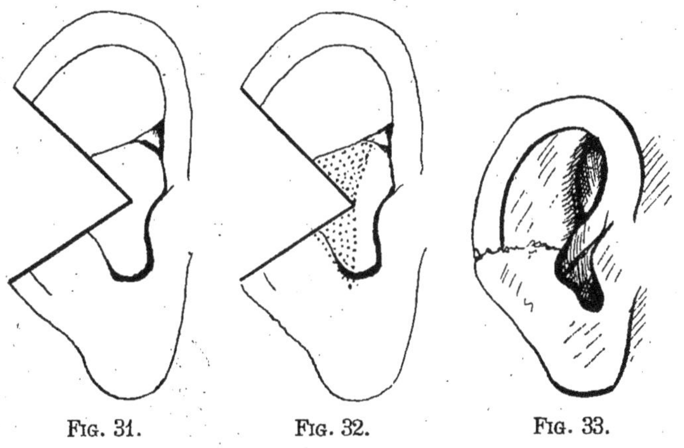

Fig. 31. Fig. 32. Fig. 33.

dirigées du bord externe de la conque de l'oreille vers le centre vasculaire de l'oreille. Ces deux incisions, formant un V à sommet antérieur, comprirent un lambeau triangulaire englobant et même dépassant, en haut et en bas, de quelques millimètres la base d'implantation de la tumeur. La surface de section des deux lambeaux est remarquablement saine ; les tissus semblent n'avoir subi aucune altération. L'hémostase, malgré un abondant écoulement de sang, se fait d'elle-même au bout de quelques minutes.

Si l'on se borne à rapprocher les deux lambeaux, la configuration du pavillon de l'oreille devient déplorable, puisque sa largeur l'emporte sur la hauteur. Par ailleurs l'hélix s'éloignerait tellement de l'apophyse mastoïde, que l'oreille se placerait dans un plan presque transversal. — Pour éviter ces deux inconvénients, le chirurgien pratique une double excision sous-cutanée vers le milieu des portions conservées du fibro-cartilage (fig. 32). Il commence par le lambeau supérieur et limite cette ablation à la portion située en avant et en dedans de l'anthélix. La portion enlevée a la forme d'un triangle à base inférieure mesurant 8 à 10 $^m/_m$. Une opération symétrique est pratiquée pour le lambeau inférieur.

Les sutures sont conduites de façon à éviter autant que possible de rien changer dans les plis et les anfractuosités du pavillon. La peau est suturée isolément pour chacune des deux faces du pavillon ; le fibro-cartilage n'est pas intéressé dans ces sutures. L'opération est accompagnée des soins antiseptiques les plus rigoureux.

Le pansement est des plus simples : une petite bandelette de gaze aseptique est posée sur chaque face du pavillon et elle est maintenue par une épaisse couche de collodion iodoformé.

Le malade repart le soir même de l'opération pour Steenwerck.

Le 20, (7e jour,) nous revoyons l'opéré : la réunion est obtenue.

Le pavillon est notablement plus court que son congénère ; l'anthélix recouvre un pli un peu profond, qui exige des soins de propreté plus minutieux que pour une oreille intacte. La terminaison de l'hélix se fait brusquement au niveau de la cicatrice, au lieu de s'atténuer progressivement jusqu'au lobule. Mais il n'y a pas de véritable difformité, comme le prouve notre croquis (fig. 33).

Observation XXX. (Personnelle).

M. Amédée G..... 60 ans 1/2, de La Gorgue (Pas-de-Calais), atteint d'épithélioma de la portion supéro-postérieure du pavillon de l'oreille droite.

Vers 1881, le malade fut atteint d'érysipèle ; une localisation laisse sur cette portion de l'oreille, jusqu'alors indemne, une induration un peu tenace, qui finit par disparaître complétement.

Au commencement de 1889, une tumeur ayant toutes les apparences d'une verrue apparaît en cet endroit de l'oreille. M. le Dr Delporte, d'Estaires, y fit, pendant l'été suivant, 8 ou 10 applications d'acide nitrique, mais sans réel succès.

Pendant l'été de l'année 1890, le malade applique sur la tumeur en question une pommade jaune et fétide ; ce traitement dure quelques semaines. Des croûtes se forment ; du liquide s'accumule au-dessous ; les croûtes tombent. Le malade se soumet à de nouvelles applications de pommade camphrée, mais sans plus de succès. Il paraît bien établi qu'après l'application de tous ces caustiques (et d'autres encore) l'évolution est devenue plus rapide.

Les hémorrhagies, et la douleur ont fait défaut.

M. le Dr Delporte a encore proposé des caustiques, en attendant que le malade se décide à l'opération. Il a, par ailleurs, été question de thermo-cautère. M. Mercier, officier de santé à Pas-en-Artois (Pas-de-Calais), a aussi proposé des caustiques dont il a le secret. M. le Dr Planque, de St-Pol, a proposé l'exérèse au bistouri.

M. Guermonprez, à qui l'opération est demandée, constate ce qui suit (fig. 34).

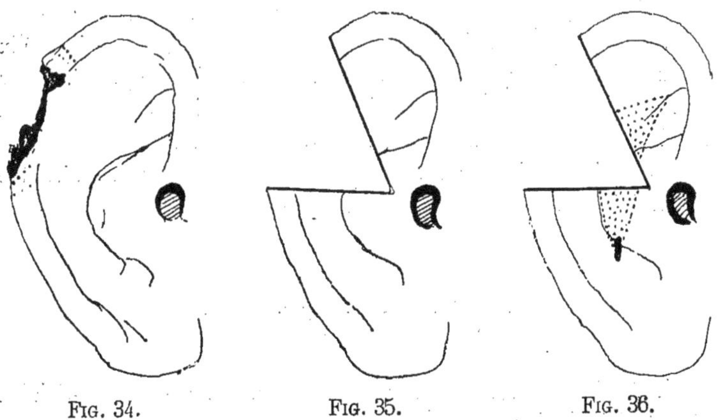

Fig. 34. Fig. 35. Fig. 36.

Le bord du pavillon de l'oreille droite a perdu une partie de l'hélix à l'union de la partie horizontale avec la partie verticale: la perte de substance s'étend sur une longueur de 20 à 22 m/m et ne dépasse pas les limites de l'hélix. Sa surface est recouverte d'une croûte d'un brun-noirâtre, d'épaisseur peu considérable. Les bords sont nets, sans rougeur, ni tuméfaction dans les portions antérieure et postérieure ; ils sont tuméfiés, rouges, adhérents, indurés, un peu chauds et manifestement prurigineux dans une étendue de 4-6 $^m/_m$ à la limite la plus supérieure; — il est manifeste qu'une poussée de propagation se prépare dans cette direction. — Des modifications analogues se trouvaient réunies, il y a deux mois, à la limite inférieure de la surface ulcérée : — c'est là que l'ulcère a le moins empiété sur les tissus sains ; sur la portion la plus marginale, on retrouve encore un vestige d'induration, seul reste de la poussée de propagation actuellement presque aussi terminée qu'on le voit dans la portion centrale de la plaie.

Il n'y pas de traces d'adénopathie secondaire.

L'état général est intact.

Les antécédents de la famille se rapportent à la diathèse goutteuse.

M. Guermonprez pratique l'ablation à la maison St-Camille.

Le procédé opératoire est identique, en tous points, à celui que nous avons décrit dans notre première observation (fig. 35) ; c'est-à dire, ablation par une double incision en V des parties atteintes ; une portion triangulaire du fibro-cartilage est également enlevée dans les deux lambeaux. Mais, de plus, le chirurgien détache un lambeau de peau angulaire de la région mastoïdienne, l'amène entre les deux lèvres de la plaie et la suture dans cette position ; ceci a pour but d'assurer la position normale du pavillon de l'oreille, au lieu de lui laisser la possibilité de s'écarter de la tête et de se placer presque transversalement et de donner au visage un aspect disgracieux. Pour prévenir la formation d'un hématome dans le lambeau inférieur en raison de sa position déclive, M. Guermonprez fait une légère ponction de 5, 6 $^m/_m$ au-dessous de la plaie à l'aide du bistouri (fig. 36). Aucun drain n'est placé. Le pansement est simplement aseptique.

La réunion a été obtenue complète et par première intention.

Les résultats de l'opération furent très satisfaisants ; car ce malade revu après 15 mois, ne présentait aucune trace de récidive. Il témoignait hautement de sa satisfaction sur la valeur esthétique du résultat obtenu ; il est mort quatre ans après l'opération d'une grippe aiguë et maligne. Il n'y a jamais eu la moindre apparence de récidive.

OBSERVATION XXXI. (Guermonprez. *Soc. de Chirurgie*, 21 juill. 1885.)

Un garçon de 15 ans, présente une tumeur ulcérée du pavillon de l'oreille gauche. Le début remonte à trois ans environ : c'était d'abord une sorte de petite tumeur saillante, brunâtre, du volume d'un pois; elle se trouvait alors un peu au-dessus du milieu de la fossette, qui s'étend horizontalement depuis l'antitragus jusqu'à l'orifice du conduit auditif externe. Considérée comme une verrue, ou un molluscum, elle est — à plusieurs reprises — cautérisée par le nitrate d'argent; puis on y applique divers topiques d'une nature plus ou moins étrange.

Cependant la tumeur grandit, s'étale et devient plus épaisse tout en restant indolore. Au moment où je l'examine pour la première fois elle présente une épaisseur de 8 à 10 millimètres et un diamètre de 15 à 18 millimètres dans tous les sens et remonte sur la partie verticale et postéro-interne de la fossette; elle envahit, en outre, la moitié externe de l'antitragus. Adhérente au cartilage, elle comprend la peau, la couche glandulo-graisseuse sous-cutanée et probablement aussi le périchondre. Sa consistance est molle, diffluente, peut-être même liquide. Sa couleur est diverse : en certains points centraux, elle est blanche et cicatricielle; à la périphérie, elle est rouge, un peu sensible au contact, chaude, nettement inflammatoire; partout ailleurs elle est d'un jaune roussâtre plus ou moins foncé, légèrement translucide et très peu sensible au contact du stylet.

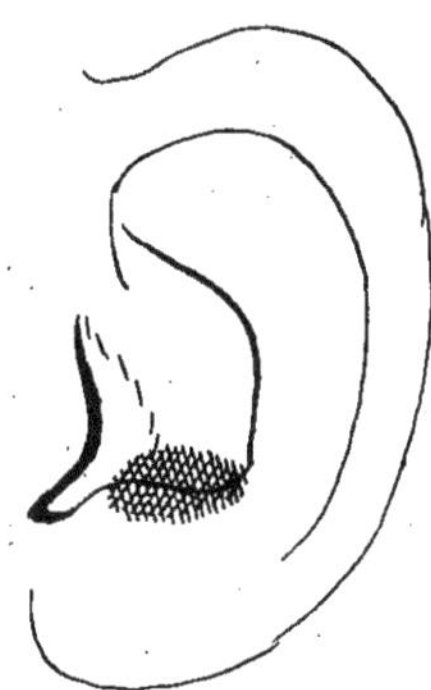

FIG. 37. — Siège et limites de la tumeur,

Il n'y a d'ailleurs aucun retentissement ganglionnaire ; et on ne trouve rien à signaler dans les autres régions du corps.

Après quatre semaines d'observation, des topiques émollients d'abord, des astringents ensuite, le centre de la tumeur vient à s'ulcérer et laisse écouler une petite quantité de sérosité jaunâtre. La famille demande l'ablation de la tumeur et repousse l'emploi du thermo-cautère, qui avait été proposé par un confrère.

Avec l'aide de M. le Dr Ed. Derode (de Lille) et de M. le Dr H. Delbecq (de Gravelines), je procède de la façon suivante à l'ablation de la tumeur et à l'otoplastie consécutive, non sans avoir préalablement constaté la valeur du procédé en le répétant à deux reprises sur le cadavre.

Une première incision circonscrit la tumeur en haut, en dedans et en bas, sans intéresser la limite supéro-externe, un peu au-dessus et en dehors de l'origine de l'hélix. — L'incision étant faite à la périphérie, je cherche à détacher la face profonde; mais la friabilité du tissu cède aussitôt au niveau du périchondre et une partie se détache, tandis qu'une autre demeure adhérente et fait corps avec le cartilage.

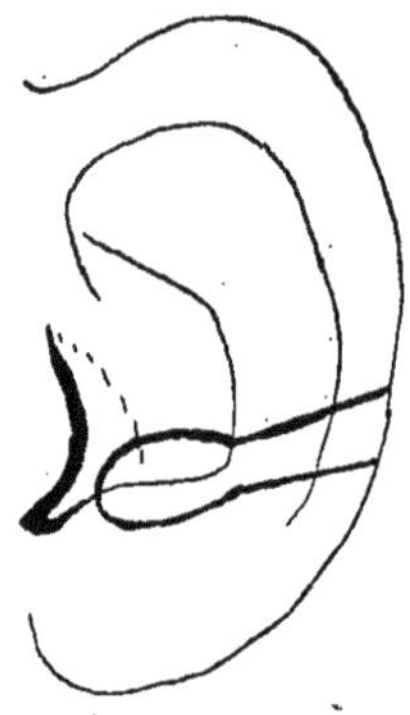

Fig. 38. — Tracé de l'incision.

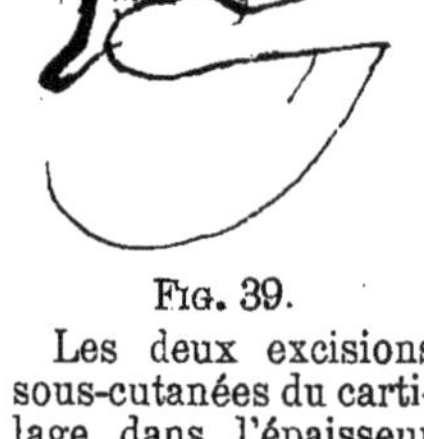

Fig. 39. Les deux excisions sous-cutanées du cartilage dans l'épaisseur du lambeau supérieur.

Ce fait étant bien constaté, l'incision destinée à limiter la tumeur est prolongée dans la couche cartilagineuse; pour la bien faire, on distingue aisément la zone saine de la malade : celle-ci est rougeâtre et friable, celle-là est d'un jaune blanchâtre et de consistance ferme. Il est dès lors facile de détacher toute la partie à retrancher, qui n'adhère plus que par son extrémité supéro-externe. A ce moment, et pour permettre une otoplastie ultérieure, j'enlève une partie de tissu sain, appartenant à l'hélix vers son extrémité la plus inférieure. Après avoir replacé les parties dans leur situation primitive, je ponctionne au niveau de la limite supérieure de mon incision, et prolonge celle-ci en haut et en arrière jusqu'au bord libre; je fais de même à la limite inférieure et enlève ainsi, entre deux incisions parallèles, une zone large de 5 à 6 millimètres de l'hélix saine. — La plaie ainsi obtenue est large en avant, simplement en V et peu profonde en arrière; aussi serait-il impossible de pratiquer la suture sans provoquer de tiraillements exagérés.

Je retranche immédiatement deux petits segments en forme de V, l'un en arrière, aux dépens de l'anthélix, l'autre en avant aux dépens de la partie la plus antérieure de la fossette inférieure. Pour y pourvoir, je dissèque une minime étendue de la peau, puis, sans détacher le périchondre, je sectionne la proportion nécessaire du cartilage.

Six ou sept points de suture au crin de Florence, suffisent à rapprocher les lèvres de la plaie, séparément pour la face antérieure et pour la postérieure. — (Pansement antiseptique).

La réunion fut obtenue par première intention, sans aucun incident notable.

La tumeur, examinée au microscope, après diverses colorations, ne montre que des éléments embryonnaires, dont plusieurs en voie de désintégration. Dans l'une des préparations, M. le professeur Toison trouve une cellule géante, mais on ne peut y voir aucune trace de bacille (méthode Ehrlich-Weigert). Il est d'ailleurs certain que, dans l'état de vigoureuse santé du sujet, ni dans les antécédents de sa famille jusqu'à la troisième génération, on ne signale aucune manifestation qui justifie l'opinion d'une tuberculose locale. — Il est cependant juste de signaler l'application de cataplasmes de lombrics terrestres, avec cette circonstance singulière que le père de mon petit malade allait lui-même recueillir ces annélides dans le sol, où il avait enfoui un an auparavant un poulain épuisé par une tuberculose généralisée. Pendant l'application de ces étranges cataplasmes, il n'y avait pas de plaie ; mais il a pu se faire quelque petite excoriation. — A défaut de preuve plus convaincante, il semble juste de rapprocher la tumeur, dont il s'agit, du lupus ulcéreux du pavillon, dont Politzer donne l'indication sommaire.

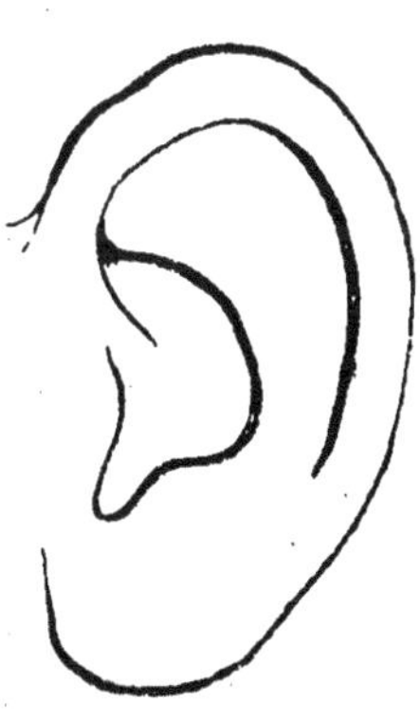

Fig. 40.

D'après la photographie de M. le Dr Delbecq, de Gravelines (Nord).

L'otoplastie, pratiquée par ce procédé un peu complexe, avec ablation d'une partie du bord libre du pavillon, donne un résultat, dont il n'a pas été beaucoup parlé jusqu'ici et qu'il peut être utile de bien apprécier, autant que le permet la photographie, que je dois à l'obligeance de M. le Dr H. Delbecq (de Gravelines).

Observation XXXII. — *Tumeur fibro-cartilagineuse du lobule de l'oreille; ablation; guérison* (*Journal de méd. de Toulouse*, mars 1861. Cf. *Bull. gén. de thérapeutique*, 1861, t. 60, p. 334).

La petite opération qui consiste à percer les oreilles chez les petites filles, si souvent insignifiante, peut quelquefois occasionner une inflammation assez vive, et par suite des engorgements plus ou moins persistants, de véritables tumeurs, en voici la preuve.

Une jeune fille de 15 à 16 ans portait dans le lobule de l'oreille droite une tumeur d'apparence globuleuse, mais en réalité un peu étranglée à la base, de manière à présenter la disposition d'un double bouton de chemise bombé des deux côtés. La peau qui la recouvrait avait sa coloration normale; seulement elle était très amincie et très adhérente. L'apparition de cette tumeur datait de six mois environ; elle s'était développée à la suite d'une violente inflammation déterminée par la ponction du lobule et la présence des boucles d'oreilles, qu'on fut bientôt dans l'obligation de retirer. Elle était d'ailleurs plus gênante que douloureuse, avait résisté à l'action résolutive des pommades iodurées et augmentait de volume depuis quelque temps, d'une manière très appréciable; il y avait urgence à en faire l'ablation.

M. Dassier se proposa d'en faire l'ablation en deux temps. Après avoir pratiqué une incision sur la partie saillante de la tumeur de la face antérieure du lobule, il acquit la certitude qu'il lui était impossible de disséquer la peau, tant elle était adhérente. Il se disposa alors à faire une incision à plat, en se rapprochant le plus possible de sa base.

Cette opération n'eut pas de suites immédiatement fâcheuses; la plaie se cicatrisa au bout de quelques jours; mais le résultat définitif ne fut pas heureux. La tumeur reprit bientôt son volume primitif, il fallut alors abandonner la première idée, c'est-à-dire l'espoir de débarrasser la malade, par une deuxième opération faite à la partie postérieure, et analogue à celle qui avait été déjà pratiquée sur la partie antérieure. M. Lassier eut recours cette fois, à l'exemple de

Syme d'Edimbourg, pour un cas analogue, à l'excision du lobule entier, en conservant toutefois, sous forme de lambeau allongé, la partie non malade du lobule qui existait sur le rebord ; ce lambeau fut fixé par trois points de suture, la réunion se fit par première intention, et la guérison fut ainsi complète au bout de peu de jours. La difformité qui en est résultée est à peine sensible ; le lobule est seulement un peu plus petit que dans l'état ordinaire.

Observation XXXIII. (Personnelle).

Un homme de 45 ans, opéré 14 mois auparavant d'un épithélioma de la tempe gauche, présente une récidive dans une cicatrice de la portion la plus supérieure et la plus antérieure de la région parotidienne. A ce niveau avaient été enlevés un petit kyste dermoïde et un ganglion intraparotidien du volume d'un petit pois. M. le Dr Guermonprez, qui avait fait la première opération, appelle en consultation M. le Dr Follet. On tombe d'accord pour tenter une nouvelle opération, qui est faite le 17 juin 1894. La tumeur avait pris une forme champignonneuse et présentait une épaisseur d'un centimètre environ avec une étendue de surface de 6 à 8 centimètres de diamètre. L'ablation fut faite en conduisant le bistouri perpendiculairement à la surface de la peau et en le faisant cheminer à 10 ou 15 $^{m}/_{m}$ de distance des limites appréciables du néoplasme et en pénétrant d'emblée jusqu'à la zone des tissus sous-cutanés et indemnes. Ainsi s'est trouvée enlevée non-seulement une portion importante de la région temporale et de la glande parotide, mais encore la totalité de l'antitragus, le point d'origine de l'hélix en avant du pavillon, et les trois quarts au moins du pourtour du conduit auditif externe.

Pour répondre à la demande formellement exprimée du malade, aucune tentative otoplastique ne fut essayée.

La réparation se fit régulièrement de la périphérie vers le centre jusque vers le 5e mois.

Alors, on commence à observer un rétrécissement important du conduit auditif externe, dans lequel il n'est plus possible d'introduire la mèche de gaze antiseptique, qui, jusque-là, s'opposait à l'introduction du salol dans sa cavité. — Les sécrétions de consistance aqueuse, de couleur brunâtre, qui découlent du conduit auditif externe, deviennent parfois fétides et nécessitent des injections tièdes et antiseptiques, au moyen d'une seringue à pansement pourvue d'un embout étroit.

Il nous a paru intéressant de signaler ce fait, qui indique les inconvénients tardifs de l'ablation de l'antitragus ; il était impossible de l'éviter dans le cas particulier à cause de la nécessité d'une large ablation d'un néoplasme récidivé.

L'otoplastie qui pourrait être tentée dans des conditions aussi défectueuses serait incontestablement une opération très aléatoire. Toutefois, sans idée préconçue et sans promesse de succès, M. Guermonprez avait organisé le plan suivant :

« Une incision conduite sur tout le bord libre du pavillon sépare d'emblée tous les téguments de la face interne, d'avec ceux de la face externe; — toute la face postérieure est dégagée en un lambeau comprenant non seulement la peau, mais les vaisseaux de la région. Ce lambeau est subdivisé par une incision horizontale qui sépare toute la peau de la face interne du pavillon en deux moitiés, l'une supérieure, l'autre inférieure — la moitié supérieure est passée au-dessus de l'insertion de la conque et étalée sur la partie supérieure de la région temporale ; la moitié inférieure est passée au-dessous de l'insertion du pavillon et comble la plaie de la région parotidienne et temporale inférieure : ainsi, grâce à la torsion du pédicule de chacune des moitiés, la plaie de la région temporo-parotidienne peut être recouverte par les téguments de la face interne de l'oreille; et par quelques points de suture attentivement placés au pourtour du conduit auditif externe, on remplacerait, par un tégument régulier non rétractile, un tissu, nécessairement cicatriciel et inévitablement obturateur de l'orifice naturel dont il s'agit. — Pour recouvrir la face interne du pavillon, on commence par exciser le cartilage de la moitié au moins de l'organe : la suppression de toute la périphérie en réduirait l'étendue presque exclusivement à la conque et fournirait une portion de téguments très suffisante pour être replié sur le bord libre, nouvellemont formé, et pour recouvrir la face interne, au moyen de la peau antérieurement marginale — « En apportant le soin d'une orientation » conforme aux données anatomiques, on pourrait ne pas sacrifier la totalité des artères perforantes et sauvegarder ainsi la » vitalité des lambeaux, condition nécessaire au succès d'une » opération certainement délicate, mais que M. Guermonprez » considère comme réalisable. »

CONCLUSIONS.

I. — L'otoplastie est une opération réalisable après les plaies de l'oreille, alors même qu'elles sont contuses, dilacérées ou souillées. — Il semble que cette opération a été réalisée, alors même que le pavillon avait été séparé complétement du reste du corps.

II. — Les plaies du pavillon, faites par le chirurgien en vue des ablations de tumeurs sont susceptibles de réparation ; ces plaies peuvent être prolongées au-delà des limites imposées par l'exérèse s'il en doit résulter des conditions meilleures pour le succès de l'otoplastie et pour l'esthétique du visage.

III. — Certaines difformités congénitales ou acquises sont susceptibles d'être corrigées ou notablement diminuées par une opération otoplastique.

IV. — Toute otoplastie est soumise aux règles générales des opérations plastiques, spécialement en ce qui concerne la vascularisation des lambeaux.

V. — Il importe de ménager dans la confection des lambeaux, non seulement l'artère auriculaire postérieure, et la temporale superficielle, mais encore les trois artères perforantes qui sont les ressources principales des anastomoses des vaisseaux des deux faces du pavillon.

INDEX BIBLIOGRAPHIQUE.

Bérenger-Féraud. — *Gaz. des Hôp.*, 1890, Nos 71. 72.

Boyer. — *Traité des mal. chir.*, 1846, T. V., p. 3.

Bridel de Béré. — *Méd. et Chir., prat.* T. V, 1834.

Daniel Mollière. — *S. des Sc. méd. de Lyon,* février 1888.

Frigerio. — *Arch. d'antrop. crim.* T. II.

Gorham Bacon. — *Arch. of Otology,* 1890, N° 1.

Guermonprez et Cocheril. — *J. des Sc. méd. de Lille.* 1892.

Guermonprez. — *Société de Chirurgie*, 21 juillet 1885.

Hendrich de Mulhouse. — *Gaz. méd. de Strasbourg,* 1893, N° 2.

Hénocque. — *Dict. encycl. des Sc. méd.* T. XVIII, p. 526.

Jobert de Lamballe. — *Chirurgie plastique*, T. I, p. 155.

John de Breslow. — *Gaz. des Hop.*, 1842, p. 75.

Joliez. — *Journ. de Méd. et de Chir. prat.* T. V, 1834.

Journal de Méd. de Toulouse. — Mars 1861.

Kirmisson. — *Man. de path. ext.*, Paris, 1885, T. II, p. 415.

Kœnig. — *Path. chir.* Trad. de l'allemand, par J. Comte, Paris, 1888. T. I, p. 575.

Ladreit de Lacharrière. — Article *Oreille* du *Dict. encycl. des Sc. méd.*

Larrey. — *Méd. opér*, T. II.

Lawrence. — *Dict. de chir.*, T. II, p. 166.

Linoli. — *Bull. gén. de thérapeutique*, T. 55, p. 526.

Magnin. — *Méd. et Chir. milit.*, 1819. T. VI, p. 394.

Manni. — *Arch. gén. de méd.* 2e série. T. V, p. 300.

G. Martin. — *Thèse de Paris,* 1873.

MONTFALCON. — Art. *Oreille* du *Dict. des Sc. méd.*, Paris, 1819. T. XXXVIII.

NÉLATON. — *Path. chir.* 1855. T. IV, p. 38.

A. PARÉ. Œuvres complètes, 6e édit. Paris, 1607, p. 383.

PÉAN. — *Clin. chir.*, T. VII, p. 27 et 526.

PERCQ. — Article *Entes animales* du *Dict. encycl des Sc. méd.*, 1819.

PÉTREQUIN. — *Gaz. des Hôp.*, 1841, p. 186.

RANDALL. (B.-A.) — *Arch. of Otology*. New-York, 1893, p. 163-165.

RATTEL — *Oreille*. — *Anat. path.* Paris, 1895.

ROUX. — *Méd. op*, 1813. T. I, p. 496.

PH.-J. ROUX — *40 années de prat. chir.* Paris, 1854, T. I. p. 62.

TESTUT. — *Anat. descript.*, 1893, T. III.

VELPEAU. — *Otoplastie*. — *Nouv. él. de méd. op*, 1839, T. I, p. 634.

VIDAL DE CASSIS. — *Path. ext. et méd. op.* T. III, p. 410.

VIVEFON. — *Jour. des conn. méd. et chirur.*, 1842, p. 155.

VOITURIEZ. — *Bull. de la Soc. anatomo-clin. de Lille*, 1887.

LILLE. — IMPRIMERIE L. DANEL.

www.ingramcontent.com/pod-product-compliance
Ingram Content Group UK Ltd.
Pitfield, Milton Keynes, MK11 3LW, UK
UKHW012240240726
13966UKWH00003B/1192